T.-A. Jandausch

Pflege Herzchirurgie … TO GO

Tom-Alexander Jandausch

Pflege Herzchirurgie … TO GO

1. Auflage

ELSEVIER

Elsevier GmbH, Bernhard-Wicki-Str. 5, 80636 München, Deutschland
Wir freuen uns über Ihr Feedback und Ihre Anregungen an kundendienst@elsevier.com

ISBN 978-3-437-25273-0 eISBN 978-3-437-06513-2

Aus Gründen der Barrierefreiheit sind die Bilder in elektronischen Ausgaben dieses Buches mit Alt-Text-Beschreibungen (Alternativ-Text) versehen, die von Elsevier bereitgestellt werden. Mehr Informationen erhalten Sie unter https://www.elsevier.com/about/accessibility.

Bücher und Zeitschriften, die von Elsevier veröffentlicht werden, entsprechen den geltenden Produktsicherheitsanforderungen. Für etwaige Bedenken oder Fragen zur Produktsicherheit wenden Sie sich bitte an unseren autorisierten Vertreter, Elsevier B.V., productsafety@elsevier.com.

Elsevier nimmt eine neutrale Position in Bezug auf territoriale Meinungsverschiedenheiten oder Zuständigkeitsansprüche in seinen veröffentlichten Inhalten ein, einschließlich Landkarten und institutionellen Zugehörigkeiten.

1. Auflage 2025

Wichtiger Hinweis: Die medizinischen Wissenschaften unterliegen einem sehr schnellen Wissenszuwachs. Der stetige Wandel von Methoden, Wirkstoffen und Erkenntnissen ist allen an diesem Werk Beteiligten bewusst. Sowohl der Verlag als auch die Autorinnen und Autoren und alle, die an der Entstehung dieses Werkes beteiligt waren, haben große Sorgfalt darauf verwandt, dass die Angaben zu Methoden, Anweisungen, Produkten, Anwendungen oder Konzepten dem aktuellen Wissensstand zum Zeitpunkt der Fertigstellung des Werkes entsprechen.

Der Verlag kann jedoch keine Gewähr für Angaben zu Dosierung und Applikationsformen übernehmen. Es sollte stets eine unabhängige und sorgfältige Überprüfung von Diagnosen und Arzneimitteldosierungen sowie möglicher Kontraindikationen erfolgen. Jede Dosierung oder Applikation liegt in der Verantwortung der Anwenderin oder des Anwenders. Die Elsevier GmbH, die Autorinnen und Autoren und alle, die an der Entstehung des Werkes mitgewirkt haben, können keinerlei Haftung in Bezug auf jegliche Verletzung und/oder Schäden an Personen oder Eigentum, im Rahmen von Produkthaftung, Fahrlässigkeit oder anderweitig übernehmen.

Obwohl alle Werbemittel mit ethischen (medizinischen) Standards übereinstimmen, stellt die Erwähnung in dieser Publikation keine Garantie oder Anerkennung der Qualität oder des Wertes dieses Produkts oder der Aussagen der Herstellerfirmen dar.

Für die Vollständigkeit und Auswahl der aufgeführten Medikamente übernimmt der Verlag keine Gewähr.

Geschützte Warennamen (Warenzeichen) werden in der Regel besonders kenntlich gemacht (®). Aus dem Fehlen eines solchen Hinweises kann jedoch nicht automatisch geschlossen werden, dass es sich um einen freien Warennamen handelt.

Bibliografische Information der Deutschen Nationalbibliothek

Die Deutsche Nationalbibliothek verzeichnet diese Publikation in der Deutschen Nationalbibliografie; detaillierte bibliografische Daten sind im Internet über https://www.dnb.de abrufbar.

25 26 27 28 29 5 4 3 2 1

Für Copyright in Bezug auf das verwendete Bildmaterial siehe Abbildungsnachweis.

In ihren Veröffentlichungen verfolgt die Elsevier GmbH das Ziel, genderneutrale Formulierungen für Personengruppen zu verwenden. Um jedoch den Textfluss nicht zu stören sowie die gestalterische Freiheit nicht einzuschränken, wurden bisweilen Kompromisse eingegangen. Selbstverständlich sind **immer alle Geschlechter** gemeint.

Planung: Martina Lauster; Projektmanagement und Herstellung: Julia Stängle
Redaktion: Esther Kinateder, Waldkirchen
Bildrechteklärung: Lisa Neulinger
Satz: STRAIVE, Puducherry/Indien
Druck und Bindung: Drukarnia Dimograf Sp. z o. o., Bielsko-Biała/Polen
Umschlaggestaltung und Titelbild: SpieszDesign, Neu-Ulm

Aktuelle Informationen finden Sie im Internet unter **www.elsevier.de**

Vorwort

Liebe Leserinnen und Leser, liebe Kolleginnen und Kollegen,

„Pflege Herzchirurgie … TO GO" ist aus der Praxis entstanden – aus Gesprächen mit Auszubildenden, Kolleginnen und Anleiterinnen, die mir immer wieder dasselbe schilderten: Man lernt viel – aber oft fehlt der rote Faden. Die Anforderungen auf Station sind hoch, der Zeitdruck ist enorm und der Wechsel zwischen verschiedenen Fachbereichen während der Ausbildung oder im Studium lässt oft kaum Raum, sich wirklich zu orientieren. Nach dem Examen stehen viele dann vor der Frage: „Wohin will ich eigentlich – und was erwartet mich dort?"
Dieses Buch möchte genau hier ansetzen: Es soll Orientierung geben, Fachwissen greifbar machen und Sicherheit schaffen – kompakt, verständlich und praxisnah. Es richtet sich an alle, die im Akutkrankenhaus lernen, lehren oder anleiten. Besonders im Bereich der Herzchirurgie, wo pflegerische Präzision, ein strukturiertes Vorgehen und schnelles Handeln gefragt sind, kann ein klarer Überblick den entscheidenden Unterschied machen.
Ich sehe dieses Werk als Brücke zwischen Theorie und Praxis, als Nachschlagewerk für den Stationsalltag – nicht als Ersatz, sondern als Ergänzung zur Ausbildung und Einarbeitung. Mein Ziel ist es, Auszubildenden einen echten Zugang zum Fachgebiet zu ermöglichen – und gleichzeitig Praxisanleiterinnen sowie Pflegepädagoginnen ein Werkzeug an die Hand zu geben, das die Anleitung erleichtert und den Ausbildungsstandard unterstützt.
Wenn dieses Buch Dir hilft, sicherer im Stationsalltag zu werden, ein Thema endlich zu „verstehen" oder Deinen Azubis die Herzchirurgie ein Stück näherzubringen – dann hat es seinen Zweck erfüllt!
Ich wünsche Dir viel Freude beim Lesen, Lernen und Anwenden.

Mit herzlichen Grüßen,
Tom-Alexander Jandausch

Fehler gefunden?

https://else4.de/9783437252730
An unsere Inhalte haben wir sehr hohe Ansprüche. Trotz aller Sorgfalt kann es jedoch passieren, dass sich ein Fehler einschleicht oder fachlich-inhaltliche Aktualisierungen notwendig geworden sind.

Sobald ein relevanter Fehler entdeckt wird, stellen wir eine Korrektur zur Verfügung. Mit diesem QR-Code gelingt der schnelle Zugriff.

Wir sind dankbar für jeden Hinweis, der uns hilft, dieses Werk zu verbessern. Bitte richten Sie Ihre Anregungen, Lob und Kritik an folgende E-Mail-Adresse: kundendienst@elsevier.com

Abkürzungen

A./Aa.	Arteria/Arteriae
ARVC	arrhythmogene rechtsventrikuläre Kardiomyopathie
ASD	atrialer Septumdefekt
BGA	Blutgasanalyse
CABG	Koronararterien-Bypass
DCM	dilatative Kardiomyopathie
DSA	digitale Subtraktionsangiografie
EKG	Elektrokardiogramm
HCM	hypertrophe Kardiomyopathie
HTC	Herz-Thorax-Chirurgie
HTX	Herztransplantation
HTX-Patient/-in	Patient/-in, der/die eine Herztransplantation (HTX) erhalten hat
ICD	implantierbarer Defibrillator
KHK	koronare Herzkrankheit
pAVK	periphere arterielle Verschlusskrankheit
PCI	perkutane Koronarintervention
PDA	persistierender Ductus arteriosus
post HTX	Phase direkt nach einer Herztransplantation
RCM	restriktive Kardiomyopathie
RIVA	Ramus interventricularis anterior
RR	Riva-Rocci
TAVI	Transkatheter-Aortenklappenimplantation
TEE	transösophageale Echokardiografie
VES	ventrikuläre Extrasystolen
VSD	Ventrikelseptumdefekt
V./Vv.	Vena/Venae
WHO	Weltgesundheitsorganisation (World Health Organization)

Abbildungsnachweis

Der Verweis auf die jeweilige Abbildungsquelle befindet sich bei allen Abbildungen im Werk am Ende des Legendentextes in eckigen Klammern. Alle nicht besonders gekennzeichneten Grafiken und Abbildungen © Elsevier GmbH, München.

A300	Reihe Klinik- und Praxisleitfaden, Elsevier/Urban & Fischer
B152	H.M. Hackenberg: EKG-Übungsbuch, 3. Aufl., Jungjohann Verlag Ulm und Lübeck, 1995
E355-24	Goldman L, Schafer A: Goldman's Cecil Medicine, ed 24, Philadelphia, 2012, Elsevier/Saunders
E888	Phillips: Berry & Kohn's Operating Room Technique, 11th edition, Mosby, 2007, ISBN 978-0323044837
E1165	Shiland, Betsy: Medical Terminology & Anatomy for Coding, 4th Edition. Elsevier, 2020
E1421	Black JM. Black's Adult Health Nursing I & II: Clinical Management for Positive Outcomes, Second South Asia Edition. Elsevier, 2024
F240-004	Lombardi JV, Hughes GC, Appoo JJ, et al. Society for Vascular Surgery (SVS) and Society of Thoracic Surgeons (STS) Reporting Standards for Type B Aortic Dissections. Ann Thorac Surg. 2020;109(3):959-981. doi:10.1016/j.athoracsur.2019.10.005
G290-001	Banasik, J.L.; Copstead: Pathophysiology, 5th ed. 2014, Elsevier Saunders
G771-003	Patton KT et al. Anatomy & Physiology, 11. Aufl., Elsevier Inc., 2022
G1408	Shiland B: Medical terminology and anatomy for ICD-10 coding, ed 2, St. Louis, 2016, Mosby
G1409	ABC Scribes, LTD. The Complete Medical Scribe: A Guide to Accurate Documentation, 3.A. © Elsevier Collection, 2023
H577-001	Tang, Jingda & Lin, Jiayi & Wang, Tiejun. (2024). Cracking of Soft Collagenous Tissues under Suture Retention. Journal of the Mechanics and Physics of Solids. 188. 105682. doi:10.1016/j.jmps.2024.105682.
H578-001	Lee C, Xu S, Samad T, et al. The cardiac conduction system: History, development, and disease. Curr Top Dev Biol. 2024;156:157-200. doi:10.1016/bs.ctdb.2024.02.006

L107–R127	Michael Budowick, Atlanta, USA in Speckmann/Wittkowski: Bau und Funktion des menschlichen Körpers, neu bearb. 19. A., Urban & Fischer Verlag, München 2000
L126	Dr. med. Katja Dalkowski, Buckenhof
L141	Stefan Elsberger, Planegg
L143	Heike Hübner, Berlin
L190	Gerda Raichle
L157	Susanne Adler, Lübeck
L231	Stefan Dangl, München
R401	NAEMT (Hrsg.): AMLS Advanced Medical Life Support. Elsevier/Urban & Fischer. 1. Aufl. 2013
S107	Roche: Lexikon Medizin. 4. Aufl., Urban & Schwarzenberg, München, 1998
T170	E. Walthers, Marburg-Bauerbach
T824	Klinikum Dritter Orden, München
U142	©Abbott, 2022 - Abbott Medical GmbH, Eschborn
U244	Medtronic GmbH, Meerbusch
X217	Bundesverband Medizintechnologie e.V. (BVMed), Berlin

Inhaltsverzeichnis

1 Ein Blick ins Herz

1.1 Aufbau des Herzens

Das Herz *(Cor)* ist ein **muskuläres Hohlorgan,** das als zentrale **„Pumpe"** des Blutkreislaufsystems fungiert.
Das Herz besteht aus vier Kammern, die in zwei obere Vorhöfe *(Atrium/Atria)* und zwei untere Hauptkammern *(Ventriculus/Ventriculi)* unterteilt sind (▶ Abb. 1.1). Die beiden **Vorhöfe sind Sammelräume** für das Blut *(Sanguis),* während die **Kammern das Blut weiter durch den Körper pumpen.**
Zwischen den beiden Herzhälften befindet sich die **Herzscheidewand** *(Septum).* Diese muskuläre und bindegewebige Trennwand sorgt dafür, dass das sauerstoffarme und das sauerstoffreiche Blut getrennt bleiben. Das Septum ist entscheidend, um den Blutfluss zwischen den beiden Herzhälften zu verhindern und die effiziente Trennung der verschiedenen Blutarten zu gewährleisten.
Der **rechte Vorhof** *(Atrium dextrum)* empfängt **sauerstoffarmes Blut aus dem Körperkreislauf.** Dieses Blut fließt über zwei große Venen, die obere Hohlvene *(V. cava superior)* und die untere Hohlvene *(V. cava inferior),* in den rechten Vorhof. Anschließend wird das Blut in die rechte Herzkammer *(Ventriculus dexter)* weitergeleitet. Die rechte Kammer pumpt es dann über die Lungenarterie *(A. pulmonalis)* in die Lunge, wo es mit Sauerstoff angereichert wird. Dies wird als Lungenkreislauf oder kleiner Kreislauf bezeichnet (▶ Kap. 1.4).
Der **linke Vorhof** *(Atrium sinistrum)* **erhält** das nun **sauerstoffreiche Blut aus der Lunge,** welches über die Lungenvenen *(Vv. pulmonales)* zurückfließt. Von dort gelangt das Blut in die linke Herzkammer *(Ventriculus sinister),* die das **Blut mit hohem Druck durch die Aorta in den Körper pumpt.** Dies ist der sogenannte **Körperkreislauf oder große Kreislauf.** Die Wandmuskulatur der linken Kammer ist besonders kräftig, weil sie das Blut mit höherem Druck weiterpumpen muss, um den gesamten Körper mit Blut zu versorgen.
Zwischen den Vorhöfen und den Kammern sowie den Kammern und den großen Blutgefäßen befinden sich die **Herzklappen, die den Rückfluss des Blutes verhindern und den Blutfluss in die richtige Richtung lenken.** Die **Trikuspidalklappe** *(Valva tricuspidalis)* liegt zwischen dem rechten Vorhof und der rechten Kammer, während die **Mitralklappe** *(Valva mitralis)* den linken Vorhof von der linken Kammer trennt. Die **Pulmonalklappe** *(Valva pulmonalis)* reguliert den Blutfluss aus der rechten Kammer in die Lungenarterie, und die **Aortenklappe** *(Valva aortae)* kontrolliert den Ausfluss des Blutes aus der linken Kammer in die Aorta.

1

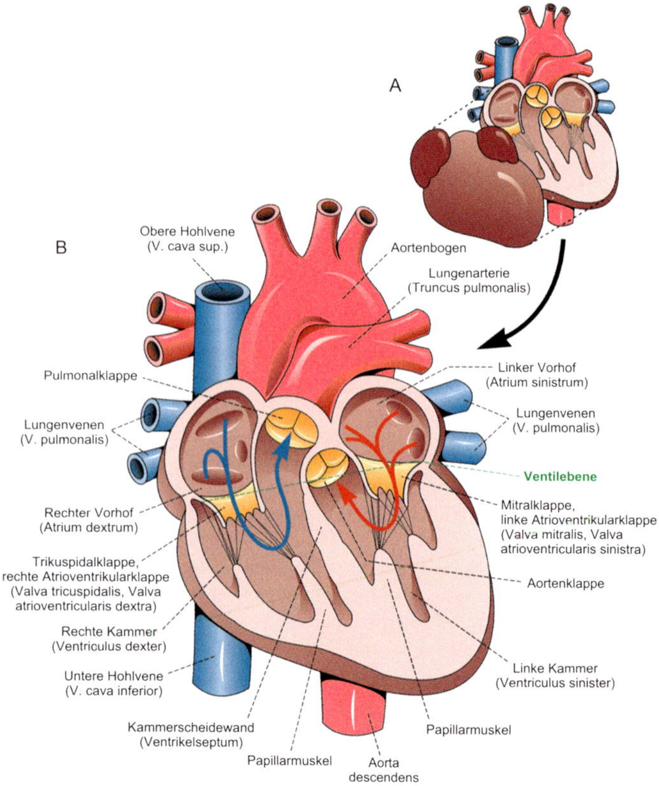

Abb. 1.1 Herzkranzgefäße und Schnitt durch das Herz. A: Lage des Herzens im Thorax und Schnittführung für Detaildarstellung; B: Detaildarstellung eines Schnittes durch das Herz. Rote und blaue Pfeile: Rot sind die Arterien und blau die Venen dargestellt. Beachte: In den Lungenarterien fließt sauerstoffarmes und in den Lungenvenen sauerstoffreiches Blut. [L107-R127]

Umgeben ist das Herz von einer **schützenden Hülle, dem Herzbeutel** *(Perikard)*, der für eine reibungslose Bewegung des Herzens sorgt. Durch seine regelmäßigen Kontraktionen gewährleistet das Herz eine kontinuierliche Versorgung aller Gewebe mit Nährstoffen und Sauerstoff.

REMEMBER!

- Das Herz hat vier Kammern: zwei Vorhöfe und zwei Hauptkammern.
- Vier Herzklappen regulieren den Blutfluss: Mitral-, Trikuspidal-, Pulmonal- und Aortenklappe.
- Die **rechte Herzhälfte** pumpt sauerstoff**armes** Blut in die Lunge. Die **linke Herzhälfte** pumpt sauerstoff**reiches** Blut in den Körper. Verwechsle diese nicht bei der Lagebeschreibung!
- Die Pulmonalklappe (rechte Kammer → Lungenarterie) und die Aortenklappe (linke Kammer → Aorta) kontrollieren den Ausstrom.

GOOD TO KNOW

- Die Herzspitze *(Apex cordis)* liegt zwischen der 5. und 6. Rippe auf der linken Seite – hier kann man den Herzspitzenstoß (Herzschlag) manchmal sogar fühlen.
- Bei Elektrolytverschiebungen (z. B. Kalium- oder Kalziummangel) kommt es schnell zu Herzrhythmusstörungen. Besonders bei Diuretika-Therapie ist immer auf die Elektrolytwerte zu achten!
- Das Herz eines Erwachsenen ist etwa so groß wie eine Faust und wiegt im Durchschnitt 300 Gramm bei Frauen und 350 Gramm bei Männern

FUN FACT

Die Mitralklappe, die den linken Vorhof von der linken Kammer trennt, erinnert in ihrer Form an eine Mitra, den Hut eines Bischofs – daher stammt auch ihr Name.

1.2 Herzschichten

Das Herz ist aus drei Schichten aufgebaut (▸ Abb. 1.2):

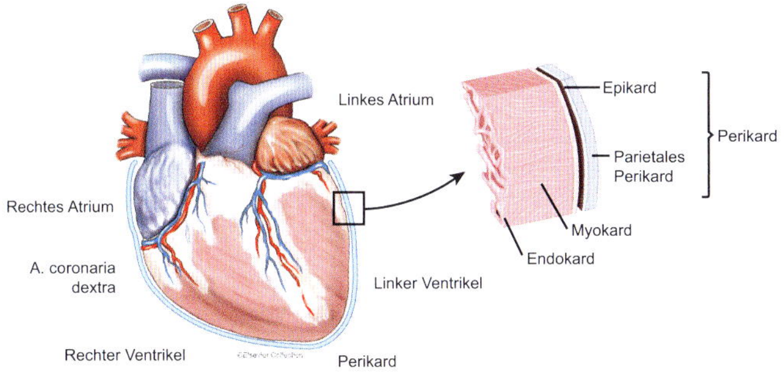

Abb. 1.2 Das Herz und seine Schichten. [G1409]

1

- **Innenhaut** *(Endokard):* die innere Schicht, die die Herzkammern auskleidet.
- **Muskelschicht** *(Myokard):* die mittlere und dickste Schicht, bestehend aus Herzmuskulatur.
- **Äußere Schicht** *(Epikard):* Die äußere Schicht, die das Herz umgibt. Sie ist Teil des viszeralen Blattes des Perikards, aber nicht das Perikard selbst, sondern nur ein Teil davon.

REMEMBER!

- Die **Myokardschicht** ist die **wichtigste** Schicht für die Pumpfunktion.
- Entzündungen (*-itis*) der Herzschichten *(Endokarditis, Myokarditis, Perikarditis)* können schwerwiegende Folgen haben. Daher muss bei Patienten mit Herzklappenerkrankungen besonders auf Anzeichen einer Endokarditis (Fieber, Schüttelfrost, Schwäche) geachtet werden.

GOOD TO KNOW

Bei Myokarditis sind körperliche Anstrengungen strikt zu vermeiden.

FUN FACT

Das Myokard ist bei gut trainierten Sportlerinnen oft dicker – das ist die Schicht, die sich durch Ausdauertraining besonders entwickelt. Kein Wunder, dass Marathonläufer ein starkes Myokard haben!

1.3 Herzkranzgefäße

Die Herzkranzgefäße bzw. Koronargefäße sichern die kontinuierliche Versorgung des Herzens mit Sauerstoff und Nährstoffen, die für die ununterbrochene Pumpleistung des Herzens essenziell sind (▶ Abb. 1.3). Außerdem entsorgen sie das venöse (sauerstoffarme) Blut.

- Die **Koronararterien** *(Aa. coronariae)* entspringen direkt aus der Aorta und sorgen für die Zufuhr von sauerstoffreichem Blut zum Herzen. Es gibt zwei Hauptarterien bzw. zwei Hauptäste, die wiederum weitere zahlreichen Äste *(Rami)* haben:
  - **Rechte Koronararterie** *(A. coronaria dextra):* Sie versorgt vor allem den rechten Vorhof, den rechten Ventrikel und Teile des Erregungsleitungssystems wie den Sinusknoten und den AV-Knoten (▶ Kap. 1.5). Sie verläuft entlang des rechten Atrium-Ventrikel-Übergangs und zieht auf die Rückseite des Herzens.
  - **Linke Koronararterie** *(A. coronaria sinistra):* Diese teilt sich in zwei wichtige Äste auf:
    - **Ramus interventricularis anterior (RIVA):** versorgt hauptsächlich den vorderen Teil des linken Ventrikels und den größten Teil des Septums

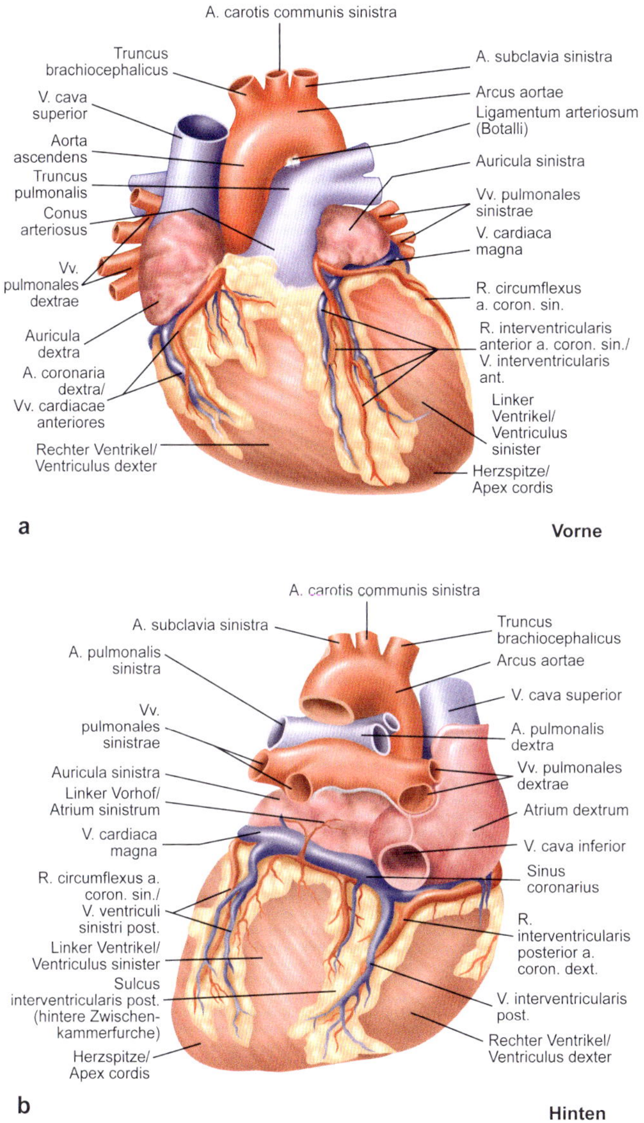

Abb. 1.3 Blutversorgung des Herzens: Koronararterien und Koronarvenen im Überblick: (a) von ventral und (b) von dorsal. [G290-001]

  - **Ramus circumflexus:** verläuft um die Rückseite des Herzens und versorgt Teile des Atrium sinistrum sowie des Ventriculus sinister
- Die **Koronarvenen** *(Vv. cordis)* führen das sauerstoffarme Blut aus dem Myokard ab. Sie münden überwiegend in den sogenannten **Koronarvenensinus** *(Sinus coronarius)*, der in den rechten Vorhof fließt. Wichtige venöse Gefäße sind:
  - **Große Herzvene** *(V. cardiaca magna):* transportiert sauerstoffarmes Blut parallel zur A. interventricularis anterior in den Sinus coronarius
  - **Mittlere Herzvene** *(V. cardiaca media):* transportiert sauerstoffarmes Blut von der Rückseite des Herzens entlang der hinteren interventrikulären Furche in den Sinus coronarius
  - **Kleine Herzvene** *(V. cardiaca parva):* transportiert sauerstoffarmes Blut von der rechten Seite des Herzens und leitet es in den Sinus coronarius

REMEMBER!

Verengungen oder Blockaden in den Koronararterien können zu einem Herzinfarkt (▶ Kap. 2.6) führen.

GOOD TO KNOW

Die linke Koronararterie versorgt hauptsächlich die linke Seite des Herzens, während die rechte Koronararterie die rechte Seite versorgt. Die Koronargefäße werden in den Pausen zwischen den Herzschlägen durchblutet.

FUN FACT

Die Herzkranzgefäße umgeben das Herz kranzförmig.

1.4 Körper- und Lungenkreislauf

- **Lungenkreislauf** *(Circulus pulmonalis):* **Sauerstoffarmes Blut** wird vom rechten Ventrikel über die Pulmonalarterie in die Lunge gepumpt. Dort wird es mit Sauerstoff angereichert und fließt zurück zum Atrium sinistrum (▶ Abb. 1.4).
- **Körperkreislauf** *(Circulus systemicus):* **Sauerstoffreiches Blut** wird vom linken Ventrikel über die Aorta in den gesamten Körper gepumpt. Nachdem es den Körper durchlaufen hat, kehrt es als sauerstoffarmes Blut in das Atrium dextrum zurück (▶ Abb. 1.24).

Dieses präzise Zusammenspiel der Herzkammern und Klappen sorgt dafür, dass das Blut kontinuierlich und effizient durch den Körper zirkuliert, wobei der rechte Teil des Herzens den Lungenkreislauf und der linke Teil den Körperkreislauf antreibt.

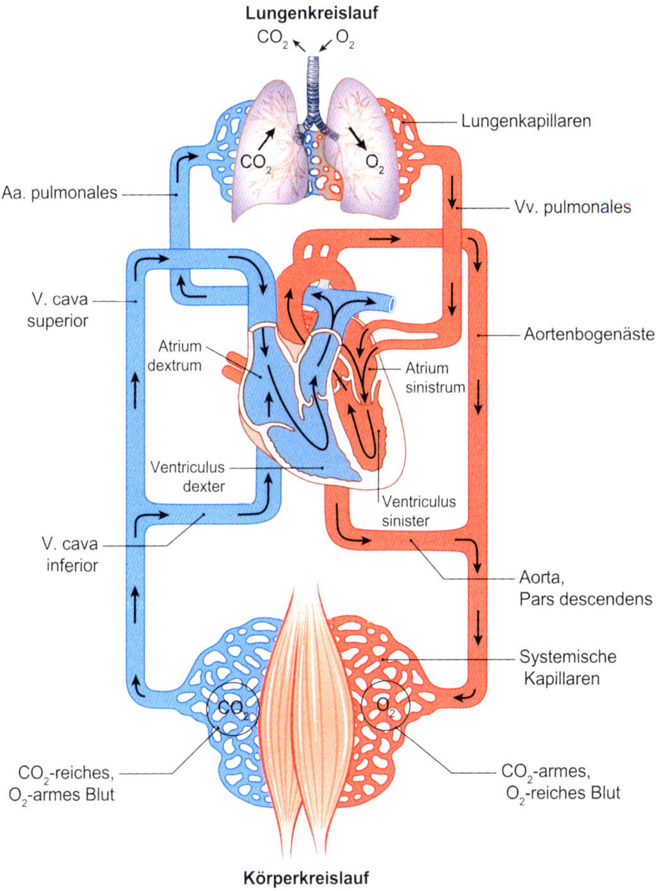

Abb. 1.4 Der Körper- und der Lungenkreislauf bilden gemeinsam den Blutkreislauf. Die linke Herzhälfte pumpt sauerstoffreiches Blut über die Aorta in den Körperkreislauf. Über größere Arterien und kleinere Arteriolen gelangt es in die systemischen Kapillaren, wo der Gasaustausch stattfindet. Sauerstoff und Nährstoffe werden an das Gewebe abgegeben, während Kohlendioxid und Stoffwechselprodukte aufgenommen werden. Das nun sauerstoffarme Blut fließt über die Venolen und größere Venen, darunter die V. cava superior (obere Hohlvene) und die V. cava inferior (untere Hohlvene), zurück in den rechten Vorhof (Atrium dextrum).
Von dort wird es über den Truncus pulmonalis in die Aa. pulmonales (Lungenarterien) in den Lungenkreislauf gepumpt. In den Lungenkapillaren erfolgt die Sauerstoffaufnahme. Das nun sauerstoffreiche Blut gelangt über die Vv. pulmonales (Lungenvenen) in den linken Vorhof (Atrium sinistrum), womit der Blutkreislauf von Neuem beginnt. [S107/L126]

REMEMBER!

- Der Lungenkreislauf transportiert sauerstoffarmes Blut zur Lunge, wo es mit Sauerstoff angereichert wird.
- Der Körperkreislauf versorgt alle Organe und Gewebe des Körpers mit sauerstoffreichem Blut.

GOOD TO KNOW

- Der Sauerstoffaustausch findet in den **Lungenbläschen** *(Alveolen)* statt, wo Kohlendioxid gegen Sauerstoff ausgetauscht wird.
- Das Herz pumpt sauerstoffreiches Blut vom linken Ventrikel in die Aorta, die größte Arterie des Körpers.

FUN FACT

- Das Blut legt pro Tag etwa 12.000 Kilometer im Körper zurück.
- Wenn wir Sport treiben, kann das Herz bis zu 20 Liter Blut pro Minute durch den Körper pumpen, im Ruhezustand sind es etwa 5 Liter.

1.5 Reizleitungssystem

Das **Reizleitungssystem bzw. Erregungsleitungssystem** des Herzens ist wie ein inneres Stromnetzwerk bzw. ein Schrittmacher, der den Herzschlag *(Pulsus)* steuert (▶ Abb. 1.5). Es besteht aus speziellen Zellen (Schrittmacherzellen), die elektrische Signale erzeugen und weiterleiten. Der Prozess beginnt im **Sinusknoten** *(Nodus sinuatrialis)* im Atrium dextrum. Dort entstehen die elektrischen Impulse. Diese Impulse breiten sich durch die Vorhöfe aus und erreichen den AV-Knoten. Der **AV-Knoten** *(Nodus atrioventricularis)* ist eine Art **Schaltzentrale und leitet die Signale zu den Herzkammern weiter.** Von dort aus werden die Impulse über das **His-Bündel** *(Fasciculus atrioventricularis)*, die **Tawara-Schenkel** (*Crus dextrum* und *Crus sinistrum*) und über die **Purkinje-Fasern** *(Rami subendocardiales)* zu den Herzkammern gebracht. Dadurch wird Blut effizient durch das Herz gepumpt und im Körper verteilt.

REMEMBER!

- Der Sinusknoten ist der natürliche Schrittmacher des Herzens und bestimmt den Herzrhythmus.
- Das His-Bündel und die Purkinje-Fasern leiten den Impuls weiter, um die Kontraktion der Herzkammern auszulösen.

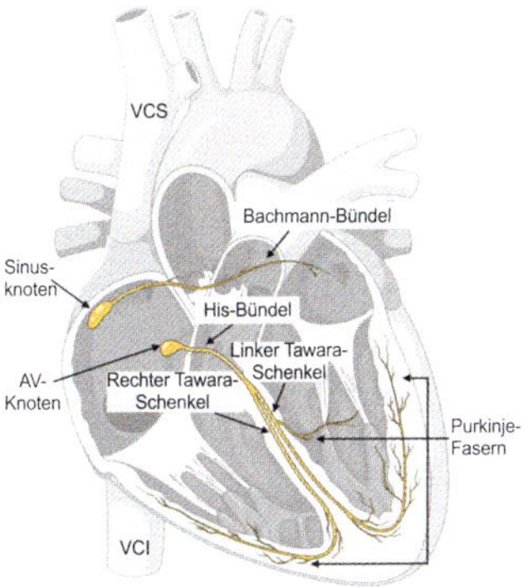

Abb. 1.5 Wichtigste Bestandteile des Reizleitungssystems des Herzens. Ausgehend vom Sinusknoten breiten sich die elektrischen Impulse über das Bachmann-Bündel aus, welches die Erregungsausbreitung über die Vorhöfe ermöglicht. Dabei erfolgt die Signalweiterleitung am AV-Knoten mit einer kurzen zeitlichen Verzögerung. Die Weiterleitung der Erregung von den Vorhöfen zu den Kammern erfolgt über das His-Bündel. Der Impuls breitet sich anschließend schnell entlang des rechten und linken Tawara-Schenkels zu den peripheren Purkinje-Fasern aus und es kommt zur Kontraktion der Ventrikel. VCI: V. cava inferior; VCS: V. cava superior. Erstellt mit BioRender. com. [H578-001]

GOOD TO KNOW

Der AV-Knoten verzögert die Weiterleitung des Impulses, um den Vorhöfen Zeit zu geben, sich vollständig zu entleeren, bevor die Ventrikel wieder kontrahieren

Bei einem **AV-Block** funktioniert die Weiterleitung der Impulse vom Vorhof zu den Kammern nicht mehr richtig, was eine gestörte Herzfrequenz verursacht.

FUN FACT

Auch ohne neuronale Kontrolle kann das Herz weiter schlagen, da der Sinusknoten autonom funktioniert.

1.6 Aufbau von Blutgefäßen

Blutgefäße *(Vasa sanguinea)* sind röhrenartige Strukturen, die das Blut durch den Körper transportieren und den Nährstoff- und Sauerstoffaustausch sowie die Abfallentsorgung der Zellen ermöglichen (▶ Abb. 1.6). Es gibt drei Haupttypen von Blutgefäßen:

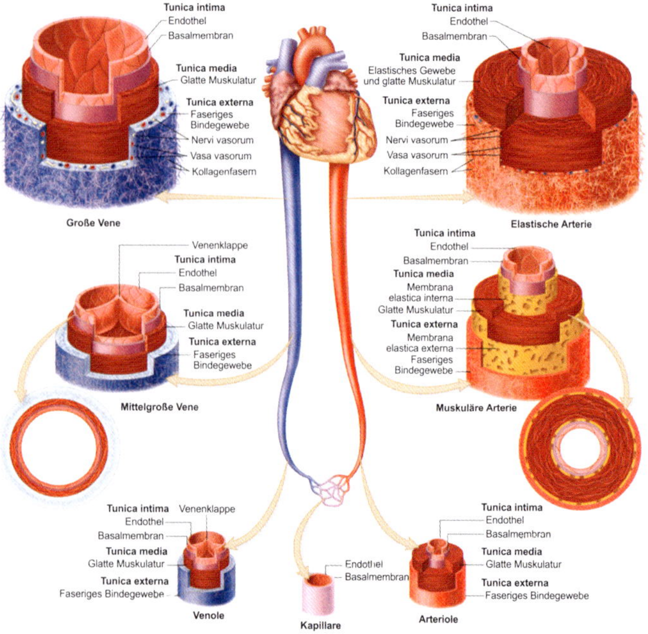

Abb. 1.6 Aufbau der Blutgefäße. Die Tunica externa der Venen ist blau und die der Arterien rot gefärbt (Quelle: Patton KT. Anatomy & physiology, 10th edition. St. Louis: Elsevier; 2019). [G771-003]

Arterien *(Arteriae)*, **Venen** *(Venae)* und **Kapillaren** *(Capillariae)*.
Arterien sind dickwandige Gefäße, die das Blut vom Herzen zu den Organen transportieren. Sie bestehen aus drei Schichten: der glatten **Tunica intima,** die den Blutfluss erleichtert, der muskulösen **Tunica media,** die den Durchmesser reguliert, und der schützenden **Tunica adventitia** bzw. **Tunica externa**.
Venen hingegen haben eine dünnere Tunica media, da der Blutdruck in ihnen niedriger ist. Sie transportieren sauerstoffarmes Blut zurück zum Herzen, wobei die **Venenklappen** *(Valvulae venosae)* im Inneren der Venen den Rückfluss verhindern.
Kapillaren, die kleinsten Blutgefäße, bestehen nur aus einer Tunica intima und ermöglichen den Gasaustausch zwischen Blut und Gewebe. Ihre dünnen Wände erlauben den Durchtritt von Sauerstoff, Nährstoffen und Abfallstoffen.

REMEMBER!

- Arterien transportieren sauerstoffreiches Blut vom Herzen zu den Organen, während Venen sauerstoffarmes Blut zurück zum Herzen führen.
- Kapillaren sind die kleinsten Gefäße, in denen der Gasaustausch zwischen Blut und Geweben stattfindet.

GOOD TO KNOW

- Venen in den Beinen sind neben der Muskelpumpe besonders auf Venenklappen angewiesen, um die Schwerkraft zu überwinden und Blut zurück zum Herzen zu pumpen.
- **Arterienwände** sind dicker als Venenwände, um dem höheren Druck des Blutes, das direkt vom Herzen kommt, standzuhalten.

FUN FACT

- Bei Erwachsenen befinden sich etwa **100.000 Kilometer** Blutgefäße im Körper, genug, um die Erde zweieinhalb Mal zu umspannen!
- Manche Menschen haben **sichtbare Venen** auf der Hautoberfläche, besonders nach dem Training, weil sich die Venen erweitern, um das Blutvolumen anzupassen.

1.7 Blutbestandteile

Das **Blut** *(Sanguis)* besteht aus mehreren wichtigen Bestandteilen, die jeweils spezifische Funktionen im Körper erfüllen (▶ Abb. 1.7). Der flüssige Teil des Blutes wird als Blut**plasma (Plasma)** bezeichnet und macht etwa *55 %* des gesamten Blutvolumens aus. Es enthält *Wasser, Proteine, Elektrolyte* und *Nährstoffe,* die zu den Zellen transportiert werden.

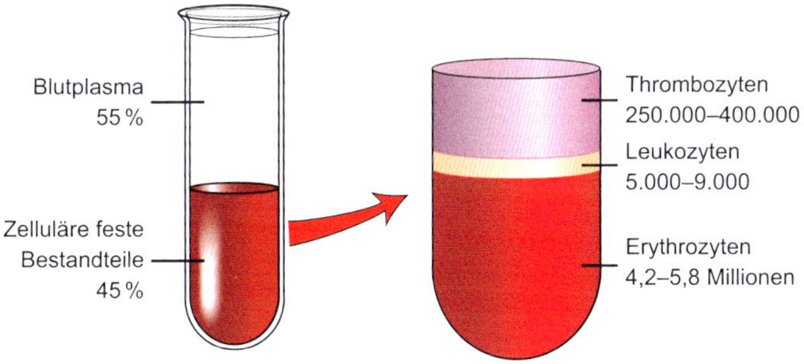

Abb. 1.7 Zusammensetzung des Blutes. [E1165]

1

Die festen Bestandteile des Blutes umfassen die **roten Blutkörperchen** *(Erythrozyten)*, die **weißen Blutkörperchen** *(Leukozyten)* und die **Blutplättchen** *(Thrombozyten)*.

Erythrozyten sind für den Transport von Sauerstoff und Kohlendioxid verantwortlich. Sie enthalten das **Protein Hämoglobin, welches Sauerstoff bindet** und durch den Körper transportiert. Der Sauerstoffaustausch findet in den Kapillaren statt, wo Sauerstoff aus den Erythrozyten in das Gewebe übertritt (diffundiert). **Leukozyten** sind Teil des Immunsystems und spielen eine zentrale Rolle bei der **Abwehr von Krankheitserregern.** Sie werden in verschiedene Typen unterteilt, darunter **Lymphozyten, neutrophile Granulozyten und Monozyten,** die jeweils unterschiedliche Funktionen in der Immunantwort erfüllen.

Thrombozyten sind entscheidend für die Blutgerinnung. Sie verschließen die Wunden, indem sie sich an der Verletzung sammeln und sich aneinanderheften. Sie verhindern größere Blutverluste, indem sie zusammen mit dem Gerinnungssystem die Blutung stoppen. All diese Bestandteile sind Teil des Systems, das sicherstellt, dass das Blut über das Gefäßsystem nahezu alle Teile des Körpers erreicht und die Zellen mit Sauerstoff und Nährstoffen versorgt sowie Abfallstoffe abtransportiert.

REMEMBER!

- Erythrozyten (rote Blutkörperchen) transportieren über das Hämoglobin Sauerstoff zu den Zellen und Kohlendioxid zurück zur Lunge.
- Leukozyten (weiße Blutkörperchen) sind entscheidend für die Immunabwehr und bekämpfen Infektionen.
- Thrombozyten (Blutplättchen) spielen eine zentrale Rolle bei der Blutgerinnung und verhindern Blutungen durch die Bildung von Pfropfen, stabilen Gerinnseln, die Wunden verschließen.

GOOD TO KNOW

- Ein Mangel an **Erythrozyten** führt zu **Anämie,** was Müdigkeit, Schwäche und Kurzatmigkeit zur Folge haben kann.
- **Thrombozyten** sind kleinste Zellen im Blut, aber entscheidend, um Verletzungen schnell zu verschließen und größere Blutverluste zu verhindern.

FUN FACT

- **Thrombozyten** können bei Aktivierung ihre Form verändern, von rund zu stachelig, um sich besser an Verletzungsstellen anheften zu können.

1.8 Puls-Messstellen

Der **Puls** *(Pulsus)* ist eine **Druckwelle,** die bei jedem Herzschlag durch das Blut entsteht und gegen die Arterienwände gedrückt wird. Diese Welle breitet sich durch den gesamten Körper aus und ist ein direktes Abbild der Herzfrequenz, also der Anzahl der Herzschläge pro Minute. **Puls-Messstellen** sind **spezifische Punkte am Körper,** an denen die Arterien nahe an der Hautoberfläche verlaufen und der Puls **besonders gut tastbar ist.** Der Blutfluss ist an diesen Stellen deutlich spürbar. Zu den wichtigsten Puls-Messstellen gehören die **A. radialis** am Handgelenk, die **A. carotis communis** am Hals sowie die **A. femoralis** in der Leiste. An diesen Punkten lässt sich der Puls leicht erfassen, was wichtige Informationen über den Zustand des Herz-Kreislauf-Systems liefert.
Weitere Messtellen sind in ▸ Abb. 1.8 dargestellt.

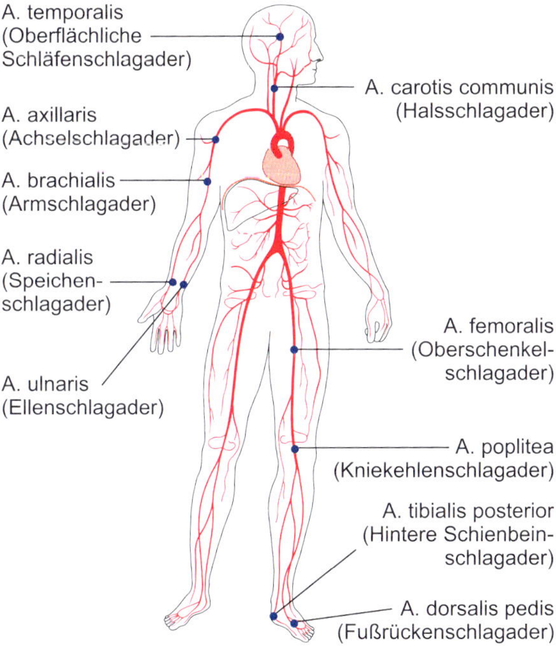

Abb. 1.8 Geeignete Taststellen zur Pulsmessung. [L190]

REMEMBER!

- Die **A. radialis** am Handgelenk ist die häufigste Stelle zur Pulsmessung im Alltag, da sie leicht zugänglich ist.
- Die **A. carotis** am Hals eignet sich besonders gut für die Pulsmessung bei Notfällen, da sie auch bei schwachem Kreislauf tastbar bleibt.

GOOD TO KNOW

- An der **A. dorsalis pedis** am Fußrücken lässt sich die Durchblutung der unteren Extremitäten gut kontrollieren, besonders bei Patientinnen und Patienten mit Durchblutungsstörungen.
- Die Pulsmessung gibt Auskunft über die **Herzfrequenz**, den **Herzrhythmus** und die **Stärke des Blutflusses.**

FUN FACT

- Der Puls kann an bis zu **neun verschiedenen Stellen** am Körper gut zugänglich gemessen werden.
- Bei körperlicher Aktivität kann der Puls auf bis zu 180 Schläge pro Minute ansteigen, da der Körper mehr Sauerstoff benötigt.

2 Krankheitsbilder des Herzens

Die **Herz-Thorax-Chirurgie** befasst sich mit Erkrankungen und Funktionsstörungen des Herzens, der **Lunge** und des **Brustkorbs,** die das Wohlbefinden und die Gesundheit eines Menschen stark beeinträchtigen können. Oft handelt es sich um schwerwiegende Krankheitsbilder, die eine komplexe Diagnostik und spezialisierte chirurgische Eingriffe erfordern. Solche Erkrankungen betreffen lebenswichtige Organe und Organsysteme, wodurch sich Symptome meist schnell auf den gesamten Körper auswirken können. Die operative Behandlung in diesem Bereich ist darauf ausgerichtet, die **Funktionen von Herz und Lunge wiederherzustellen bzw. zu verbessern, Schmerzen zu lindern und die Lebensqualität zu verbessern.** Eine intensive Betreuung vor und nach dem Eingriff ist entscheidend, um Komplikationen zu vermeiden und den Heilungsprozess zu fördern.

2.1 Arrhythmien

Eine Herzrhythmusstörung *(Arrhythmie)* beschreibt eine **Störung des normalen Herzrhythmus (Sinusrhythmus)** (▶ Abb. 2.1), bei der die Herzschläge **unregelmäßig** auftreten, **zu schnell** oder **zu langsam** sind. Diese Abweichungen **entstehen durch Veränderungen in der elektrischen Erregungsleitung des Herzens,** die für den gleichmäßigen Takt der Herzschläge verantwortlich ist. Solche Unregelmäßigkeiten **können die Funktion des Herzens beeinflussen** und die **Durchblutung beeinträchtigen.** Je nach Ausprägung kann eine Arrhythmie harmlos sein oder eine intensive Überwachung und Therapie erfordern.

Allgemeine Ursachen für Herzrhythmusstörungen

- Elektrolytstörungen (Ungleichgewichte im Kalium-, Kalzium- oder Magnesiumspiegel)
- Medikamentöse Einflüsse (z. B. Antiarrhythmika)
- Stress und emotionale Belastungen
- Genetische Prädisposition
- Übermäßiger Konsum von Stimulanzien
- Fieber

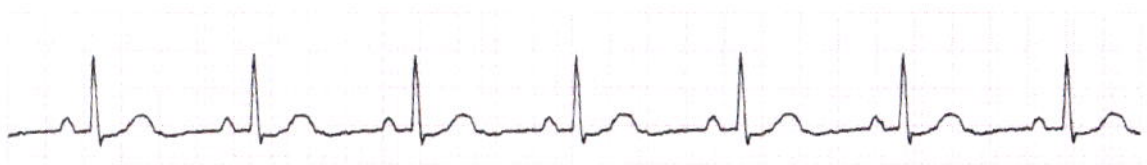

Abb. 2.1 EKG: Sinusrhythmus. [R401]

2

GOOD TO KNOW

- **Nicht alle Herzrhythmusstörungen sind gefährlich:** Manche sind harmlos und treten z. B. bei Stress oder Aufregung auf. Andere können jedoch auf ernstere Probleme hinweisen und müssen ärztlich abgeklärt werden.
- **Flüssigkeits- und Elektrolythaushalt:** Ein ausgeglichener Elektrolythaushalt (z. B. Kalium und Magnesium) ist wichtig, da Störungen oft durch ein Ungleichgewicht ausgelöst werden können.

2.1.1 Tachykardie

Der Begriff Tachykardie kommt aus dem Lateinischen von „*tachy-*“ (schnell) und „*cardia*“ (Herz) und bedeutet **„schnelles Herz“.** Eine Tachykardie beschreibt also einen Zustand, bei dem das Herz schneller als normal schlägt (▶ Abb. 2.2). **Normalerweise hat unser Herz in Ruhe eine Schlagfrequenz von etwa 60 bis 100** pro Minute. **Wenn das Herz schneller schlägt, also über 100 Schläge pro Minute, spricht man von einer Tachykardie.**

Eine Tachykardie kann ausgelöst werden durch körperliche Anstrengung, Aufregung oder Stress.

Symptome

- Herzklopfen/Herzrasen
- Schwindel
- Kurzatmigkeit

PRAXIS-HACKS

- Tiefe, ruhige Atmung zur Beruhigung des Herzschlags (z. B. Atemtechniken wie Bauchatmung), regelmäßige Kontrolle der Herzfrequenz
- Aufrechte Sitzposition einnehmen – hilft, den Kreislauf zu stabilisieren und die Atmung zu erleichtern
- Aufgeregte Patienten beruhigen

NO-GOS!

- Koffeinhaltige Getränke
- Überstimulation durch Aufregung

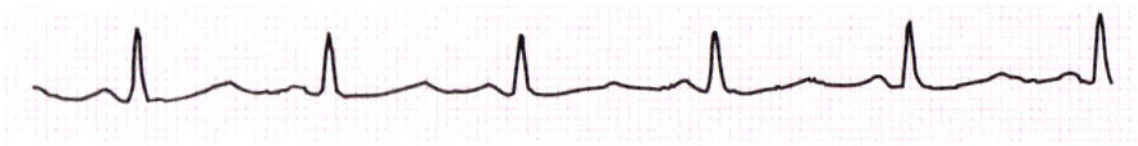

Abb. 2.2 EKG: Tachykardie. [A300]

2.1.2 Bradykardie

Der Begriff Bradykardie kommt aus dem Lateinischen von „*brady-*" (langsam) und „*cardia*" (Herz) und bedeutet „**langsames Herz**" (▶ Abb. 2.3). Eine Bradykardie bezeichnet eine **Verlangsamung des Herzschlags** auf **weniger als 60 Schläge pro Minute.**

Sie kann physiologisch (z. B. bei trainierten Sportlern) oder pathologisch (z. B. bei Erkrankungen des Sinusknotens oder des AV-Knotens) auftreten.

Symptome

- Müdigkeit
- Schwäche
- Schwindel
- Ohnmacht (im schlimmsten Fall)

PRAXIS-HACKS

- Die Patientin beobachten, besonders wenn es sich um eine ältere Person handelt
- Bei anhaltender Bradykardie Vitalzeichen engmaschig überwachen

NO-GOS!

- Überstimulation durch Aufregung
- Schnelles Aufstehen
- Sieht der Patient „Sterne", darf er nicht alleine gelassen werden.

2.1.3 Vorhofflattern

Vorhofflattern ist eine Herzrhythmusstörung, bei der die Vorhöfe des Herzens schnell und regelmäßig schlagen **(etwa 250–350 Schläge pro Minute)** (▶ Abb. 2.4). Die Kammern schlagen in einem fixen Verhältnis dazu, was zu einer ineffizienten Herzfunktion führt.

Außerdem besteht eine **erhöhte Wahrscheinlichkeit,** dass es im Herzen *(intrakardial)* zu einem **Blutgerinnsel** *(Thrombus)* kommt.

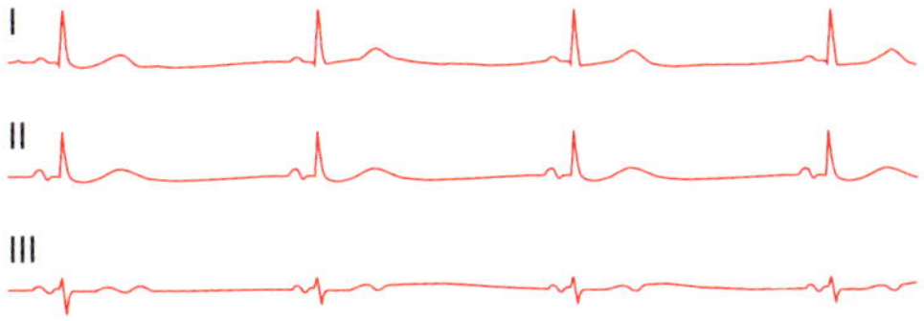

Abb. 2.3 EKG: Bradykardie. [L143]

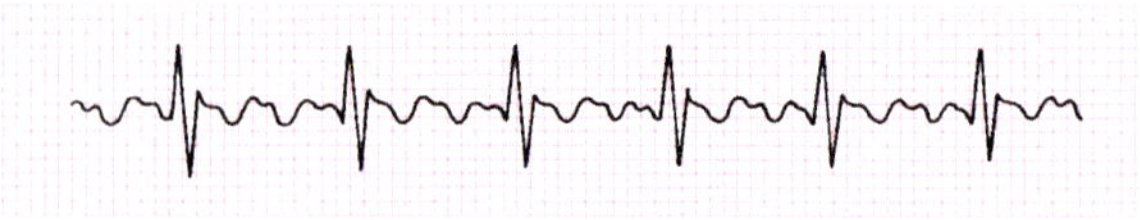

Abb. 2.4 EKG: Vorhofflattern. [A300]

2

Symptome

- Herzklopfen
- Schnelle Herzfrequenz
- Dyspnoe
- Schwindel

PRAXIS-HACKS

- Regelmäßige Pulsüberwachung
- Tägliche Gewichtskontrolle
- Medikamente müssen regelmäßig eingenommen werden, um das Risiko für Blutgerinnsel zu reduzieren.

NO-GOS!

- Konsum von Koffein und Alkohol
- Konsum großer Mengen an Salz

2.1.4 Extrasystolen

Extrasystolen sind *zusätzliche Herzschläge,* die außerhalb des normalen Rhythmus auftreten (▶ Abb. 2.5). Sie können sowohl in den **Vorhöfen als auch in den Kammern entstehen** und sind **meist harmlos.** Auch bei gesunden Menschen können sie gelegentlich auftreten.

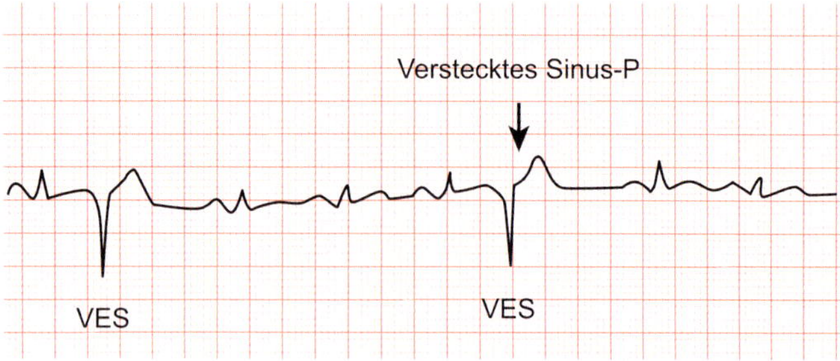

Abb. 2.5 EKG: Extrasystolen. VES: ventrikuläre Extrasystolen. [L143]

Symptome

- Herzstolpern
- Gefühl eines „Aussetzers" im Herzschlag
- Kurzes Schwindelgefühl

PRAXIS-HACKS

- Die Patientin beruhigen und über die Harmlosigkeit informieren
- Bei gehäuften Extrasystolen ein EKG anfertigen
- Auf mögliche Auslöser (Koffein, Stress, Suchtmittel) hinweisen

NO-GOS!

- Missachtung von Puls- und Herzrhythmusveränderungen
- Ignorieren von Stresssymptomen des Patienten

2.1.5 Vorhofflimmern

Bei **Vorhofflimmern** *(Fibrillatio atriorum)* sind **die elektrischen Impulse in den Vorhöfen unkoordiniert** und werden **sehr schnell abgegeben** (▶ Abb. 2.6). Dadurch **flimmert die Vorhofmuskulatur unregelmäßig, anstatt effektiv zu kontrahieren.** Ein **unregelmäßiger Herzschlag ist die Folge,** da die Erregung nur teilweise auf die Ventrikel übergeht. Das Blut kann in den Vorhöfen stagnieren, was das **Risiko für Thromben und Schlaganfälle** *(Apoplex)* **steigert.**

Symptome

- Unregelmäßiger Puls
- Müdigkeit und Leistungsabfall
- Schwindel und Benommenheit
- Erhöhtes Risiko für Schlaganfälle

PRAXIS-HACKS

- Genaue Überwachung der Medikamenteneinnahme
- Tägliche Gewichtskontrollen
- Bilanzieren ist sinnvoll

NO-GOS!

- Plötzliche körperliche Anstrengung der Patientin
- Übersehen von Symptomen
- Konflikte mit dem Patienten, da sie die Symptome verschlimmern können

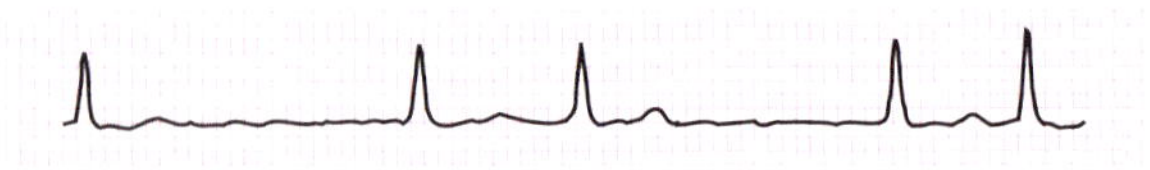

Abb. 2.6 EKG: Vorhofflimmern. [B152]

2.2 Blutdruckstörungen

Blutdruckstörungen, auch als **Blutdruckdysregulationen** bezeichnet, haben erhebliche Auswirkungen auf das Herz-Kreislauf-System und können die Gesundheit des gesamten Körpers beeinträchtigen. Der Blutdruck beschreibt den **Druck, den das Blut auf die Arterienwände ausübt,** und ist entscheidend für die Versorgung von Organen und Geweben mit Sauerstoff und Nährstoffen. **Wenn dieser Druck gestört** ist – egal ob zu **hyperton** (▶ Kap. 2.2.1) oder **hypoton** (▶ Kap. 2.2.2) – kann das **weitreichende Auswirkungen auf den gesamten Organismus** haben, wie z. B. auf die Nieren. In der Pflege und medizinischen Versorgung stellen solche Blutdruckprobleme eine große Herausforderung dar, da sie oft eng mit anderen Erkrankungen oder Operationen zusammenhängen.
Auf der Station wird es kaum Patientinnen geben, bei denen keine Blutdruckstörungen vorliegen. Ob es am Krankheitsbild selbst oder an einer kürzlich durchgeführten Operation liegt, fast jeder Patient ist davon betroffen.

Allgemeine Ursachen für Blutdruckstörungen

- Stress
- Fettleibigkeit *(Adipositas)*
- Bewegungsmangel

GOOD TO KNOW

- **Langzeitbluthochdruck bleibt oft unbemerkt:** Viele Menschen haben über Jahre hinweg einen erhöhten Blutdruck, ohne es zu wissen.
- **Hypertonie kann das Sehvermögen beeinträchtigen** *(hypertensive Retinopathie).*
- Die **Messung nach Riva-Rocci (RR)** ist die klassische Methode zur indirekten Blutdruckmessung und bis heute die Grundlage für nichtinvasive Messungen.

2.2.1 Hypertonie

Bluthochdruck ist eine **chronische Erkrankung,** bei der der **Blutdruck in den Arterien dauerhaft erhöht ist.** Ein **systolischer Wert von über 140 mmHg** und/oder ein **diastolischer Wert von über 90 mmHg** gelten als Bluthochdruck. Unbehandelt kann eine Hypertonie zu schwerwiegenden Komplikationen wie Herzinfarkt, Schlaganfall und Nierenversagen führen.

Symptome

- Kopfschmerzen, vor allem morgens
- Sehstörungen
- Müdigkeit

PRAXIS-HACKS

- Regelmäßige Blutdruckmessungen sind durchzuführen, um die Werte zu überwachen und Abweichungen frühzeitig zu erkennen.
- Moderate körperliche Aktivität (z. B. Spazierengehen) sollte gefördert werden, um den Blutdruck auf natürliche Weise zu senken.

NO-GOS!

Die Patientinnen auffordern, sich körperlich anzustrengen

2.2.2 Hypotonie

Ein **niedriger Blutdruck** bezeichnet einen Zustand, bei dem der Blutdruck dauerhaft unter den Normalwerten liegt. In der Regel spricht man von einer Hypotonie, wenn der **systolische Wert unter 100 mmHg** und der **diastolische Wert unter 60 mmHg** liegt.
Ein niedriger Blutdruck ist in den meisten Fällen nicht lebensbedrohlich und häufig bei Ausdauersportlern zu finden.

Symptome

- Kälteempfindlichkeit (kalte Hände und Füße)
- Blässe
- Konzentrationsstörungen

PRAXIS-HACKS

- Es ist darauf zu achten, dass der Patient langsam aus dem Bett aufsteht, um Schwindel zu vermeiden.
- Bei Bedarf können Kompressionsstrümpfe getragen werden, um den Rückfluss des Blutes zum Herzen zu fördern und Schwindel zu reduzieren.

NO-GOS!

Ein zu langes Verweilen in der Sonne oder im Warmen kann den Blutdruck weiter senken, daher sollte die Patientin extreme Hitze meiden.

2

2.3 Herzklappenfehler

Herzklappenfehler sind **Funktionsstörungen der Herzklappen** *(Valvae cordis)*, die entweder durch eine **Verengung** *(Stenose)* oder eine unzureichende Funktion des Herzens (*Herzinsuffizienz;* ▶ Kap. 2.4) gekennzeichnet sind. Sie beeinflussen den Blutfluss innerhalb des Herzens, da sich die Herzklappen entweder für den Blutstrom nicht ausreichend öffnen oder nicht vollständig schließen. Dies führt zu einer erhöhten Belastung des Herzens und kann langfristig die **Herzfunktion beeinträchtigen.**
Herzklappenfehler **können angeboren sein oder im Laufe des Lebens durch Erkrankungen** entstehen.

Allgemeine Ursachen für einen Herzklappenfehler

- Mit zunehmendem Alter können die Herzklappen verkalken oder verhärten
- Kardiomyopathien (▶ Kap. 2.15)
- Degenerative Veränderungen (Lockerung des Gewebes)

GOOD TO KNOW

- Alle Herzklappenfehler führen unbehandelt zu einer Herzinsuffizienz (▶ Kap. 2.4).
- Aufgrund des erhöhten Drucks im großen Kreislauf (▶ Kap. 1.4) sind die Mitral- und die Aortenklappe deutlich häufiger betroffen.

2.3.1 Klappenstenose

Als Klappenstenose bezeichnet man **die Verengung einer Herzklappe,** was dazu führt, dass die betroffene Klappe **nicht vollständig öffnet.** Dies erschwert den Blutfluss durch die Herzklappe und **zwingt das Herz, stärker zu arbeiten, um das Blut durch die verengte Öffnung zu pumpen.** Die häufigste Form ist die Aortenklappenstenose (▶ Abb. 2.7).

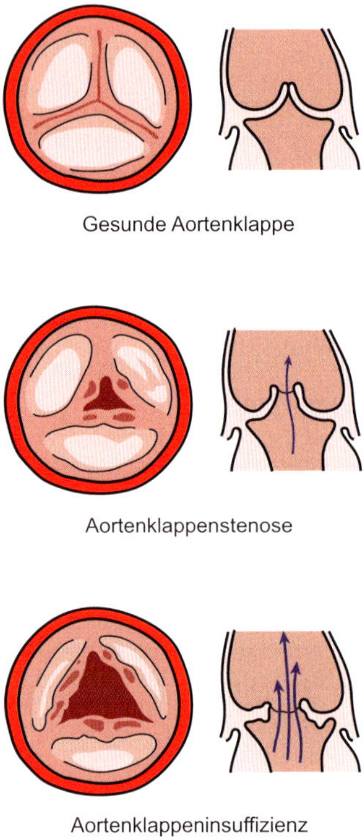

Abb. 2.7 Darstellung von Klappenstenosen im Querschnitt. [E888]

Symptome

- Brustschmerzen (Angina pectoris; ▶ Kap. 2.12)
- Schwindel oder Ohnmacht
- Müdigkeit und verminderte Belastbarkeit

PRAXIS-HACKS

- Atemerleichternde Positionen anwenden
- Regelmäßige Vitalzeichenkontrolle

NO-GOS!

- Plötzliche oder intensive Anstrengungen
- Ignorieren von Symptomen

2.3.2 Klappeninsuffizienz

Als Klappeninsuffizienz wird die Funktionsstörung einer Herzklappe bezeichnet, bei der **die betroffene Herzklappe nicht vollständig schließt.** Dies **führt dazu, dass das Blut teilweise in die Ventrikel oder die Vorhöfe zurückfließt** *(Regurgitation)*, anstatt vollständig weitergepumpt zu werden. Dadurch muss das **Herz stärker arbeiten, um das Blutvolumen zu kompensieren,** was im Laufe der Zeit zu einer starken Herzbelastung führen kann.

Symptome

- Ödeme
- Arrhythmien (▶ Kap. 2.1)
- Abgeschlagenheit

PRAXIS-HACKS

- Vitalzeichen regelmäßig überwachen
- Oberkörper hochlagern

NO-GOS!

- Flaches Liegen
- Ignorieren von Symptomen

2.4 Herzinsuffizienzen

Die **Herzinsuffizienz** *(Insufficientia cordis)* ist eine weit verbreitete Erkrankung, bei der das **Herz nicht mehr in der Lage ist, ausreichend Blut durch den Körper zu pumpen,** um die Organe und Gewebe mit

genügend Sauerstoff und Nährstoffen zu versorgen. Diese Schwäche kann das **gesamte Herz-Kreislauf-System stark beeinträchtigen.**
Es gibt **viele Arten,** die je nach **Schweregrad, Lokalisation** oder zugrunde liegendem **Krankheitsprozess** *(Pathomechanismus)* unterschiedliche **Auswirkungen auf den Organismus** haben können.
Unabhängig von der spezifischen Form der Herzinsuffizienz zielt die Behandlung darauf ab, die Symptome zu lindern, die Lebensqualität der Patienten zu verbessern und Komplikationen frühzeitig zu erkennen. Ein fundiertes Verständnis der verschiedenen Formen der Herzinsuffizienz ist entscheidend, um eine gezielte Pflege und Unterstützung bieten zu können.

Allgemeine Ursachen für Herzinsuffizienz

- Langjähriger Bluthochdruck (▶ Kap. 2.2.1)
- Herzklappenfehler (▶ Kap. 2.3)
- Vorangegangene Herzschädigungen
- Überlastung des Herzmuskels durch andere Erkrankungen

GOOD TO KNOW

- Die Herzinsuffizienz ist keine eigenständige Erkrankung, sondern immer die Folge anderer zugrunde liegender Krankheiten.
- Bei Patientinnen mit Herzinsuffizienz muss häufig die tägliche Flüssigkeitsaufnahme und der Salzkonsum eingeschränkt/bilanziert werden.

2.5 Entzündliche Herzerkrankungen

Entzündliche Herzerkrankungen umfassen **alle Erkrankungen, bei denen es zu einer Entzündung des Herzgewebes kommt.** Diese Entzündungen können **verschiedene Teile des Herzens betreffen,** wie das **Myokard,** das **Endokard** oder das **Perikard.** Die **Entzündung** *(Inflammatio)* führt dazu, dass das Herzgewebe anschwillt, was seine Fähigkeit, Blut zu pumpen, beeinträchtigen kann.
Die Symptome und Auswirkungen hängen davon ab, welcher Teil des Herzens betroffen ist und wie schwer die Entzündung ist.

Allgemeine Ursachen für entzündliche Herzerkrankungen

- Infektionen mit Viren, Bakterien oder seltenen Pilzen
- Allergische Reaktionen

GOOD TO KNOW

- In schweren Fällen können entzündliche Herzerkrankungen zu dauerhaften Schäden am Herzgewebe führen.
- Bei entzündlichen Herzerkrankungen ist körperliche Schonung essenziell.

2.5.1 Perikarditis

Eine Perikarditis ist **eine Entzündung des Perikards, der Hülle, die das Herz umgibt.** Diese Entzündung kann zu einer **Reizung und Verdickung des Perikards** führen, was die normale Bewegung des Herzens einschränkt. Eine Perikarditis kann durch Infektionen, Autoimmunerkrankungen, Verletzungen oder Herzinfarkte ausgelöst werden.
In schweren Fällen kann es zu **Flüssigkeitsansammlungen im Herzbeutel** *(Perikarderguss)* kommen, die den Herzschlag behindern. Man unterscheidet zwischen zwei Formen des Perikardergusses:

- **Feuchter Perikarderguss** *(Hydropericardium)*: Hierbei sammelt sich **Flüssigkeit** zwischen den beiden Schichten des Perikards, was den Herzschlag behindern kann.
- **Trockene Perikarditis** *(Pericarditis sicca)*: Bei dieser Form bildet sich nur wenig oder **keine Flüssigkeit,** aber die entzündeten Schichten des Perikards reiben gegeneinander, was zu Schmerzen und Reizungen führt.

Symptome

- Atemnot, besonders im Liegen
- Fieber
- Allgemeine Schwäche und Müdigkeit

PRAXIS-HACKS

- Oberkörper hochlagern
- Bewegung einschränken
- Regelmäßige Vitalzeichenkontrolle

NO-GOS!

- Körperliche Anstrengung
- Ignorieren von Symptomen
- Flache Lagerung

2.5.2 Myokarditis

Ist das **Myokard entzündet,** spricht man von einer **Myokarditis.** Die Entzündung kann die Pumpfunktion des Herzens **beeinträchtigen und zu Arrhythmien, Herzschwäche oder sogar zu Herzversagen** führen. Die Schwere der Myokarditis kann stark variieren, von milden Symptomen bis hin zu lebensbedrohlichen Zuständen.

Symptome

- Fieber
- Müdigkeit
- Schwindel oder Ohnmachtsanfälle
- Atemnot, besonders bei körperlicher Anstrengung

PRAXIS-HACKS

- Ruhe fördern
- Oberkörper hochlagern

NO-GOS!

- Körperliche Anstrengung
- Ignorieren von Symptomen
- Flache Lagerung

2.5.3 Endokarditis

Eine Endokarditis ist eine Entzündung der **inneren Herzschicht, die besonders die Herzklappen betrifft.** Endokarditiden können zu **schweren Schäden** an den **Herzklappen** führen und unbehandelt lebensbedrohliche Komplikationen wie eine Herzinsuffizienz oder einen **Gefäßverschluss** *(Embolie)* verursachen. **Besonders gefährdet sind Patienten mit Herzklappenfehlern, künstlichen Herzklappen oder einem geschwächten Immunsystem.**

Symptome

- Herzgeräusche (neu aufgetreten oder verstärkt)
- Unregelmäßiger Herzschlag
- Fieber

PRAXIS-HACKS

- Oberkörper hochlagern
- Bewegung einschränken
- Regelmäßige Vitalzeichenkontrolle

NO-GOS!

- Körperliche Anstrengung
- Ignorieren von Fieber oder neuen Herzgeräuschen
- Flache Lagerung

2.6 Herzinfarkt

Ein **Herzinfarkt** *(Myokardinfarkt)* bezeichnet **das Absterben von Herzmuskelzellen** aufgrund einer **anhaltenden Durchblutungsstörung** *(Ischämie)* **in einem Teil des Myokards.** Ursache ist in der Regel **ein Verschluss eines Herzkranzgefäßes oder mehrerer Herzkranzgefäße** (▶ Abb. 2.8). Meistens ist dieser Gefäßverschluss eine **Folge der koronaren Herzkrankheit (KHK)** (▶ Kap. 2.13), bei der sich **arteriosklerotische Plaques** (▶ Kap. 2.11) in den Gefäßen

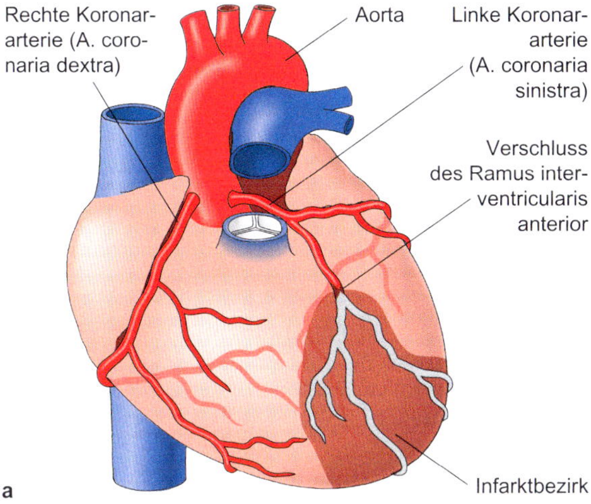

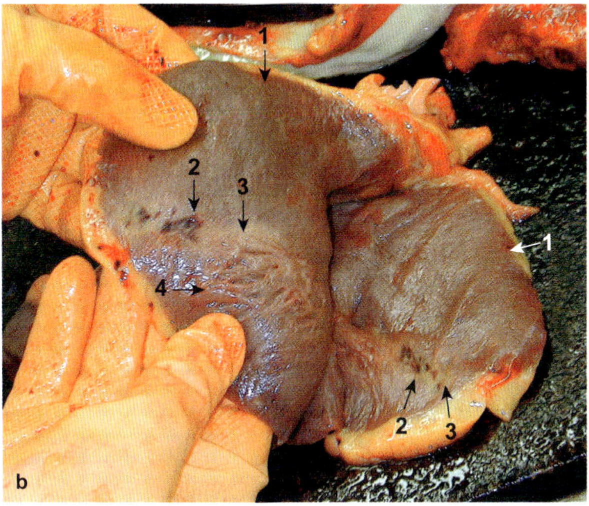

Abb. 2.8 Herzinfarkt. a) Durch Verschluss einer Koronararterie stirbt das von dieser Arterie (hier: RIVA) versorgte Herzmuskelgewebe ab. b) Transversalschnitt durch Infarktgebiet nach RIVA-Verschluss; 1: linke Herzkammer (Transversalebene), 2: Herzmuskeleinblutung (rote Flecken), 3: Herzmuskelnekrose (blassgelbe Flecken), 4: Herztrabekel. RIVA: Ramus interventricularius anterior. [a: L190; b: M235]

ansammeln. Reißt eine dieser **Ablagerungen** *(Plaques)* ein, bildet sich ein Thrombus, der das Gefäß verstopft und die Durchblutung behindert, was zum **Absterben** *(Nekrose)* **des betroffenen Herzmuskelgewebes** führt. Herzinfarkte können in verschiedenen Regionen des Herzens auftreten, je nachdem, welches Gefäß betroffen ist. Ein **Vorderwandinfarkt betrifft den vorderen Teil des Myokards,** insbesondere durch den Verschluss von Ästen der linken Herzkranzarterie *(A. coronaria sinistra).* Ein **Hinterwandinfarkt hingegen betrifft die Rückseite des Herzens,** in der Regel durch den Verschluss der rechten Herzkranzarterie *(A. coronaria dextra).* Beide Formen können schwerwiegende Folgen für die Pumpfunktion des Herzens haben und erfordern eine sofortige medizinische Behandlung.

Allgemeine Ursachen für einen Herzinfarkt

- Der Hauptauslöser eines Herzinfarkts ist die fortschreitende Arteriosklerose der Herzkranzgefäße.
- Fettstoffwechselstörungen
- Hypertonie (▶ Kap. 2.2.1)
- Diabetes mellitus
- Rauchen
- Hormonelle Veränderungen nach der Menopause

GOOD TO KNOW

- Frauen zeigen oft unspezifische Symptome wie Müdigkeit, Übelkeit oder Rückenschmerzen, was die Erkennung eines Infarkts erschweren kann.
- Der Vernichtungsschmerz (beim Herzinfarkt) wird als so stark empfunden, dass er häufig von Todesangst begleitet wird.

Symptome

- Atemnot
- Angst oder Unruhe
- Engegefühl oder Druck in der Brust
- Starke, anhaltende Brustschmerzen

PRAXIS-HACKS

- Es ist dafür Sorge zu tragen, dass die Patientin sich nicht bewegt und so ruhig wie möglich bleibt, um das Herz nicht weiter zu belasten.
- Es sollte darauf geachtet werden, dass der Patient in einer halb sitzenden Position gelagert wird, um die Atmung zu erleichtern und den Druck auf das Herz zu verringern.

NO-GOS!

- Körperliche Anstrengung
- Hilfe anfordern ist A und O
- Die Patientinnen zusätzlichem Stress aussetzen oder Angst machen

2

2.7 Pleuraerguss

Ein **Pleuraerguss** ist eine krankhafte Ansammlung von Flüssigkeit im Pleuraspalt *(Cavitas pleuralis)*, dem Raum zwischen dem **Lungenfell** *(Pleura visceralis)* und dem **Brustfell** *(Pleura parietalis)*. Diese **Flüssigkeitsansammlung kann die Lunge komprimieren.**

Der Pleuraerguss wird in diesem Buch erwähnt, weil er häufig eine Folge von Erkrankungen ist, die auf der HTC-Station behandelt werden. Besonders bei Krebspatienten mit malignen Tumoren oder Metastasen ist ein Pleuraerguss eine häufige Komplikation.

Auszubildende in der Pflege sollten darüber Bescheid wissen, um Symptome frühzeitig zu erkennen.

Allgemeine Ursachen für einen Pleuraerguss

- **Hydrothorax:** Flüssigkeitsansammlung bei Herzinsuffizienz, häufig durch erhöhten hydrostatischen Druck in den Lungengefäßen
- **Pneumonie:** Entzündliche Prozesse der Lunge, die eine Reizung der Pleura verursachen können
- **Tumoren:** Bei malignen Pleuraergüssen tritt Flüssigkeit oft durch eine gestörte Lymphdrainage oder Tumorinfiltration auf, häufig bei Bronchialkarzinomen oder Metastasen.

GOOD TO KNOW

- Bei einem Pleuraerguss, der die Atmung stark beeinträchtigt, wird häufig eine Thoraxdrainage gelegt.
- Kleine Pleuraergüsse verursachen oft keine Symptome und werden nur zufällig bei Röntgen- oder Ultraschalluntersuchungen entdeckt.

Symptome

- Atemnot, da die Lunge durch die Flüssigkeit verdrängt wird und sich nicht mehr vollständig entfalten kann
- Thoraxschmerzen: Schmerzen beim Einatmen durch Reizung der Pleura
- Tachypnoe: Beschleunigte Atmung aufgrund des verminderten Atemvolumens

PRAXIS-HACKS

- Atemunterstützende Lagerung
- Atemtherapie einleiten, um die Belüftung der Lunge zu fördern
- Flüssigkeitsbilanz kontrollieren

NO-GOS!

- Unterlassene Schmerzbehandlung
- Unsteriles Arbeiten bei Drainagenpflege
- Ignorieren von Atemnot

2.8 Aortendissektion

Eine Aortendissektion ist ein **lebensbedrohlicher Zustand,** bei dem es zu einem Einriss der inneren Gefäßwandschicht *(Intima)* der Aorta kommt. Dadurch dringt Blut in die mittlere Schicht der Gefäßwand *(Media)* ein und spaltet diese, was zur **Bildung eines falschen Kanals** *(Lumen)* **führt.** Diese Spaltung der Gefäßwand kann die normale Blutzirkulation erheblich beeinträchtigen und **zur Ruptur der Aorta führen,** was eine massive, oft tödliche Blutung verursacht.

Es gibt zwei Haupttypen der Aortendissektion (▶ Abb. 2.9):

- **Typ A:** Diese Dissektion betrifft die aufsteigende Aorta und ist besonders gefährlich, da sie das Herz und die großen Arterien in der

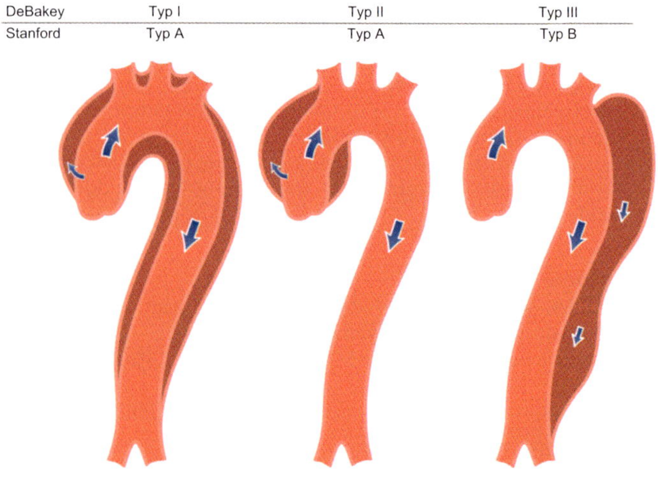

Abb. 2.9 Die Klassifikationen der thorakalen Aortendissektionen nach DeBakey (Typ I, II oder III) und Stanford (Typ A oder B). [F240-004]

Nähe des Herzens betrifft. Sie erfordert in den meisten Fällen eine sofortige Operation.

- **Typ B:** Diese Form betrifft die absteigende Aorta. Das Risiko ist hier zwar etwas geringer, dennoch muss der Zustand eng überwacht werden und in vielen Fällen ist eine chirurgische Behandlung notwendig.

Allgemeine Ursachen für eine Aortendissektion

- Hypertonie (▶ Kap. 2.2): langanhaltend erhöhter Blutdruck schwächt die Gefäßwände
- Arteriosklerose (▶ Kap. 2.11)
- Angeborene Missbildungen: anatomische Veränderungen wie eine *(bikuspide)* Aortenklappe mit nur zwei anstatt drei Taschen

GOOD TO KNOW

- Eine Aortendissektion tritt meist plötzlich auf und ist ein medizinischer Notfall, der eine sofortige Behandlung erfordert!

Symptome

- Plötzlich einsetzende, starke Schmerzen: häufig als reißend oder schneidend beschrieben, meist im Brustkorb, zwischen den Schulterblättern oder im Bauchbereich
- Blutdruckunterschiede: stark unterschiedliche Blutdruckwerte zwischen den Armen
- Neurologische Ausfälle: bei Beteiligung der gehirnversorgenden Gefäße (z. B. Schwindel, Seh- oder Sprachstörungen)

PRAXIS-HACKS

- Psychische Betreuung: Der Zustand kann große Angst auslösen – beruhigende Worte und ein ruhiges Umfeld sind wichtig.
- Eine ruhige Atmosphäre für die Patientin schaffen.

NO-GOS!

- Ignorieren starker Schmerzen
- Kein schnelles Handeln bei Verdacht
- Nichtbehandlung einer Hypertonie/Tachykardie

2.9 Aneurysma

Ein **Aneurysma** *(Gefäßausbuchtung)* bezeichnet eine krankhafte Erweiterung der Tunica media und der Tunica adventitia/externa einer Arterie (▶ Kap. 1.6). Es entsteht, wenn die Gefäßwand der **Arterie geschwächt ist und sich durch den hohen Blutdruck nach außen wölbt. Aneurysmen**

2

können in verschiedenen Arterien des Körpers auftreten, sind jedoch am häufigsten in der *Aorta abdominalis* **(Bauchaortenaneurysma)** (▶ Abb. 2.10) und der *Aorta thoracica* **(thorakales Aortenaneurysma)** zu finden. Man unterscheidet zwischen **echten Aneurysmen** *(Aneurysma verum)* und falschen Aneurysmen *(Aneurysma spurium)*. Ein *Aneurysma dissecans* ist ein Riss der inneren Gefäßwand, bei dem Blut die Wandschichten der Aorta spaltet. Bei einem echten Aneurysma sind alle Schichten der Arterienwand (▶ Kap. 1.6) betroffen, während ein falsches Aneurysma durch eine Verletzung der Tunica intima und Tunica media entsteht und nur von umliegendem Bindegewebe oder Hämatomen begrenzt wird.
Bei einer **Gefäßriss** *(Gefäßruptur)* kommt es zu massiven inneren Blutungen und einer lebensbedrohlichen Situation.

Allgemeine Ursachen für ein Aneurysma

- Arteriosklerose (▶ Kap. 2.11)
- Bluthochdruck (▶ Kap. 2.2.2)
- Traumata (Verletzungen der Gefäßwand)
- Entzündungen der Gefäßwand *(Vaskulitis)*

GOOD TO KNOW

- Aneurysmen können lange asymptomatisch bleiben.
- Rauchen erhöht das Risiko.
- Aneurysmen werden häufig zu spät entdeckt.

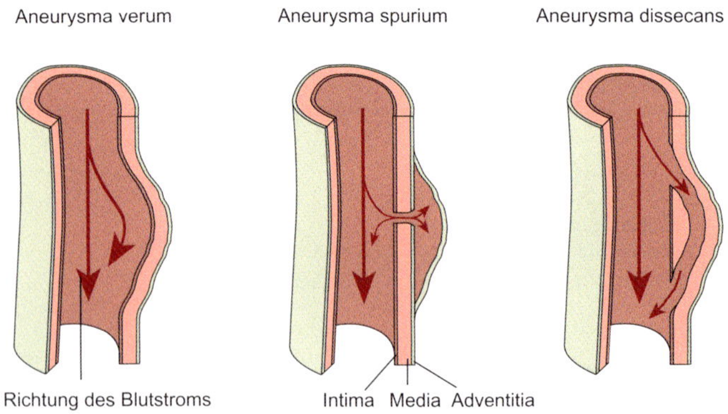

Abb. 2.10 Bauchaortenaneurysma in der DSA (digitale Subtraktionsangiografie). Die gesamte Bauchaorta ist bis zu ihrer Gabelung in die Aa. iliacae communes (dort als Einschnürung zu sehen) etwa auf das Doppelte erweitert. [T170]

Symptome

- Pulsierender Schmerz oder Druckgefühl in dem betroffenen Bereich
- Plötzliche, starke Schmerzen bei Ruptur

PRAXIS-HACKS

- Ist ein Aneurysma bekannt, ist eine engmaschige Überwachung zwingend erforderlich.
- Aneurysmen sind eine große psychische Belastung, weshalb dem Patienten ein beruhigendes Gespräch helfen kann.

NO-GOS!

- Unkontrollierter Blutdruck: Ein zu hoher Blutdruck ist bei Vorliegen eines Aneurysmas der größte Risikofaktor.
- Verzögerte medizinische Hilfe
- Schwere körperliche Anstrengung der Patientin

2.10 Angeborene Herzfehler

Angeborene Herzfehler sind strukturelle Anomalien des Herzens, die bereits bei der Geburt vorhanden sind. Sie können bei jedem Betroffenen unterschiedlich stark ausgeprägt sein. Manche Herzfehler bleiben lange unbemerkt und verursachen keine Symptome, während andere sofort nach der Geburt lebensbedrohlich sind. Je nach Art des Defekts kann der Blutfluss im Herzen, die Sauerstoffversorgung des Körpers oder die **Pumpfunktion** des Herzens beeinträchtigt sein.

- Beim **Vorhofseptumdefekt** (ASD, atrialer Septumdefekt) besteht ein Loch in der **Vorhofscheidewand** *(Septum atriorum),* durch das aufgrund des höheren Drucks im linken Vorhof Blut in den rechten Vorhof strömt (Links-Rechts-Shunt).
- **Ventrikelseptumdefekt** (VSD): Hier ist die **Kammerscheidewand** *(Septum interventriculare)* nicht vollständig geschlossen, was dazu führt, dass aufgrund des höheren Drucks in der linken Herzkammer sauerstoffreiches Blut aus dem linken Ventrikel in den rechten Ventrikel strömt (Links-Rechts-Shunt).
- **Persistierender Ductus arteriosus** (PDA): Hier bleibt die fetale Verbindung zwischen der Aorta und der **Lungenarterie** *(A. pulmonalis),* die normalerweise nach der Geburt verschlossen wird, offen, was zu einem abnormalen Blutfluss führt.

Komplexere Fehlbildungen, wie die Fallot-Tetralogie *(Tetralogia Fallot)* oder das hypoplastische Linksherzsyndrom *(Syndroma hypoplastici cordis sinistri),* erfordern oft schon in den ersten Lebensmonaten operative Eingriffe. Es gibt Formen, die eine Kombination aus verschiedenen Herzfehlern sind, wie beispielsweise die Fallot-Tetralogie.

Unabhängig von der Art des Herzfehlers ist eine frühzeitige Diagnose essenziell, um die richtige Therapie zu planen. Die kontinuierliche Überwachung und die dauerhafte medizinische Nachsorge sind entscheidend, um das Wohl der betroffenen Kinder auch im Erwachsenenalter sicherzustellen und Komplikationen zu vermeiden.

Allgemeine Ursachen für angeborene Herzfehler

- Genetische Faktoren: Herzfehler treten häufig in Verbindung mit chromosomalen Störungen wie einer Trisomie 21 auf.
- Äußere Einflüsse während der Schwangerschaft, wie Infektionen, Medikamente, Drogen- oder Alkoholkonsum, können das Risiko für Fehlbildungen erhöhen.

GOOD TO KNOW

- Kinder mit bestimmten Herzfehlern haben ein höheres Risiko, eine Endokarditis zu erleiden.
- Besonders schwerwiegende Herzfehler wie das hypoplastische Linksherzsyndrom führen unmittelbar nach der Geburt zu Symptomen, während andere erst im Laufe der Kindheit entdeckt werden.

Symptome

- Herzklopfen/Herzrasen
- Schwindel
- Kurzatmigkeit

PRAXIS-HACKS

- Elternaufklärung (wenn der Patient ein Kind ist)
- Erfragung des Umgangs mit der Krankheit (Medikamente, Therapie, etc.)
- Erfragung der patientenspezifischen Symptome

NO-GOS!

- Keine regelmäßigen Kontrollen
- Verharmlosung von Infektionen
- Ignorieren von Symptomen

2.11 Arteriosklerose

Die **Arteriosklerose** *(Arterienverkalkung)*, ist eine chronische Erkrankung, bei der es zu einer **Verhärtung** *(Sklerose)* und **Verdickung der Gefäßwände** (Tunica intima und Tunica media) in den Arterien kommt (▶ Abb. 2.11). **Diese Veränderungen werden durch Ablagerungen von Lipiden (Fetten), Kalk (Kalzium) und Bindegewebe verursacht, den**

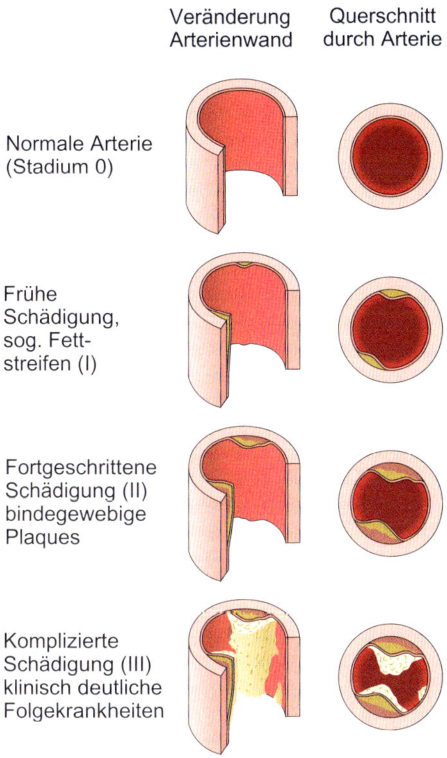

Abb. 2.11 Die Stadien der Arteriosklerose nach der WHO-Einteilung. WHO: Weltgesundheitsorganisation (World Health Organization). [L190]

sogenannten Plaques. Diese Plaques reduzieren die Elastizität der Gefäßwände und führen zu einer Verengung des Innenraums der Arterien (Gefäßlumen), was als **Stenose** bezeichnet wird.
Die **Stenose hemmt den normalen Blutfluss,** bis er schlussendlich zum Erliegen kommt.
Dies kann zu einer **Vielzahl von Folgeerkrankungen** führen, wie zum Beispiel:

- Herzinfarkt (▸ Kap. 2.6)
- Koronare Herzkrankheit (KHK) (▸ Kap. 2.14)

Allgemeine Ursachen für Arteriosklerose

- Erhöhter Blutdruck (▸ Kap. 2.2)
- Erhöhte Blutfettwerte (Hyperlipidämie): Besonders LDL-Cholesterin lagert sich in den Gefäßen ab.

- Diabetes mellitus: erhöht das Risiko für Schädigungen der Gefäßwände
- Rauchen
- Bewegungsmangel und ungesunde Ernährung
- Familiäre Vorbelastung bzw. genetische Faktoren
- Alter: Mit zunehmendem Alter verliert die Gefäßwand ihre Elastizität, wodurch sich das Risiko einer Plaque-Bildung erhöht.

GOOD TO KNOW

- Arteriosklerose entwickelt sich über Jahre hinweg und bleibt oft unbemerkt, bis sie zu ernsthaften Komplikationen führt.
- Bei schweren Verengungen können Eingriffe wie die **Angioplastie** mit einem Ballonkatheter, ein Bypass oder die Implantation eines Stents erforderlich sein.

Symptome

- Angina pectoris (▶ Kap. 2.12)
- Beinschmerzen beim Gehen *(Claudicatio intermittens)*
- Schlaganfall-Symptome: Bei Verengungen der Halsschlagadern

PRAXIS-HACKS

- Die Patientinnen frühzeitig über Risikofaktoren aufklären und motivieren, gesunde Lebensgewohnheiten zu etablieren
- Blutfettwerte und Blutdruck regelmäßig überprüfen, um Veränderungen frühzeitig zu erkennen
- Den Patienten regelmäßig mobilisieren

NO-GOS!

- Rauchen
- Fett- und zuckerreiche Ernährung
- Ignorieren von Risikofaktoren

2.12 Angina pectoris

Die **Angina pectoris, auch als Brustenge** bezeichnet, ist ein Symptom, das auftritt, wenn das Herz nicht ausreichend mit Sauerstoff versorgt wird. Grund hierfür ist eine Ischämie der Koronararterien infolge einer Stenose. Der Schmerz kann in den linken Arm, den Nacken, den Rücken oder den Kiefer ausstrahlen.

Es gibt zwei Hauptformen der Angina pectoris:

- Bei der **stabilen Angina pectoris** treten die Schmerzen regelmäßig bei Anstrengung auf und lassen in Ruhe schnell nach.

- Bei der **instabilen Angina pectoris** können die Schmerzen auch in Ruhe auftreten.

Allgemeine Ursachen der Angina pectoris

- Erhöhter Sauerstoffbedarf des Herzens (körperliche Anstrengung)
- Koronarspasmen (vorübergehende Verkrampfungen der Koronararterien)
- Thrombosen

GOOD TO KNOW

- Nitroglycerin hilft schnell
- Die Angina pectoris ist eine kurzfristige Durchblutungsstörung, die im Gegensatz zum Herzinfarkt keine dauerhafte Schädigung des Herzmuskels verursacht.

Symptome

- Bruststechen
- Atemnot
- Schwäche
- Schwindel

PRAXIS-HACKS

- Ruhe und Stressvermeidung
- Bei wiederkehrenden Anfällen die Patientin regelmäßig nach der Intensität und Häufigkeit der Schmerzen fragen
- Den Patienten über die Auslöser der Angina pectoris aufklären

NO-GOS!

- Körperliche Anstrengung während eines Anfalls
- Überdosierung von Nitroglycerin
- Risikofaktoren unbehandelt lassen

2.13 Koronare Herzkrankheit (KHK)

Hierbei handelt es sich um eine Erkrankung der **Herzkranzgefäße, die durch eine Verengung oder Blockade der Arterien aufgrund von Arteriosklerose** (▶ Kap. 2.11) **verursacht wird.** Die **Koronararterien** (▶ Abb. 1.2) versorgen das **Myokard** mit Sauerstoff und **Nährstoffen.** Bei einer Verengung kann der Herzmuskel nicht mehr ausreichend mit Sauerstoff versorgt werden, was zu einer Myokardischämie führt – einem Sauerstoffmangel im Myokard.

Je nach Anzahl der betroffenen Koronararterien unterscheidet man bei der koronaren Herzkrankheit verschiedene Schweregrade.
Ist nur ein Gefäß betroffen, spricht man von einer **Ein-Gefäß-Erkrankung (1-Gefäß-KHK)**. Bei Beteiligung von zwei oder drei Koronararterien handelt es sich entsprechend um eine **Zwei- oder Drei-Gefäß-Erkrankung**. Diese Einteilung ist von entscheidender Bedeutung, da das Ausmaß der Stenosen direkten Einfluss auf die Behandlungsmöglichkeiten und Prognose hat.

Allgemeine Ursachen für eine KHK

- Arteriosklerose (▶ Kap. 2.11)
- Fettstoffwechselstörungen
- Diabetes mellitus
- Hypertonie (▶ Kap. 2.2.1)

GOOD TO KNOW

- **Bei einer stabilen KHK treten Symptome bei Belastung auf, während die instabile KHK auch in Ruhe Beschwerden verursacht. Die instabile KHK ist ein Notfall und erfordert sofortige medizinische Hilfe.**
- **Lebensstiländerungen wirken Wunder:** Gesunde Ernährung, regelmäßige Bewegung und das Vermeiden von Risikofaktoren wie Rauchen und Alkoholkonsum sind Schlüsselmaßnahmen zur Vorbeugung und Behandlung einer KHK.

Symptome

- Angina pectoris (▶ Kap. 2.12)
- Schwäche
- Müdigkeit

PRAXIS-HACKS

- Eine cholesterinarme und fettarme Ernährung mit viel Obst, Gemüse und Ballaststoffen kann das Fortschreiten der KHK verlangsamen.
- Entspannungstechniken wie Meditation, Atemübungen oder Yoga können helfen, Stress zu reduzieren und so die Symptome der KHK zu lindern.

NO-GOS!

- Ignorieren von Stress und emotionalen Belastungen der Patientinnen
- Beibehaltung einer fett- und cholesterinreichen Ernährung

2.14 Periphere arterielle Verschlusskrankheit (pAVK)

Bei der pAVK sind die **Arterien der Beine durch Arteriosklerose verengt,** was den Blutfluss zu den Beinen stark behindert. **Durch diese Stenosen erhalten die Muskeln in den Beinen nicht genügend Sauerstoff,** insbesondere während der Bewegung, wenn der Sauerstoffbedarf erhöht ist.
Es gibt **vier Stadien, die die Schwere der Erkrankung und den Fortschritt der Gefäßverengung beschreiben.**
Betroffene haben beim Gehen nach einer kurzen Strecke Schmerzen in den Beinen. Diese Schmerzen zwingen oft dazu, stehenzubleiben, bis sich die Beschwerden bessern. Aus diesem Grund wird die pAVK umgangssprachlich auch als **Schaufensterkrankheit** *(Claudicatio intermittens)* bezeichnet, da die Betroffenen häufig stehenbleiben, als würden sie ein Schaufenster betrachten.

Allgemeine Ursachen für eine pAVK

- Arteriosklerose (▶ Kap. 2.11)
- Rauchen
- Übergewicht
- Bewegungsmangel

GOOD TO KNOW

- Der Begriff „Schaufensterkrankheit" beschreibt das typische Symptom der pAVK.
- Als Konsequenz einer unbehandelten pAVK kann im schlimmsten Fall die Amputation des betroffenen Gliedmaßes notwendig werden.

Symptome

- Schmerzen beim Gehen
- Schlechte Wundheilung im betroffenen Gebiet
- Blasse/schlecht durchblutete Haut

PRAXIS-HACKS

- Beine nicht hochlagern
- Die Haut der Beine und Füße muss regelmäßig auf Verletzungen, Druckstellen oder Farbveränderungen kontrolliert werden, um Komplikationen frühzeitig zu erkennen.

NO-GOS!

- Tragen von Kompressionsstrümpfen
- Unkontrollierte Blutzucker- und Blutdruckwerte
- Ignorieren von Fußverletzungen

2.15 Kardiomyopathien

Kardiomyopathien sind **Erkrankungen des Herzmuskels, die die Struktur und Funktion des Herzens verändern.** Im Gegensatz zu anderen Herzerkrankungen wie Herzklappenfehlern oder koronaren Herzerkrankungen stehen hier primär Veränderungen des Myokards im Vordergrund. Diese Veränderungen können **die Pumpleistung des Herzens beeinträchtigen und zu Herzrhythmusstörungen sowie zu Herzinsuffizienz führen.** Man unterscheidet verschiedene Hauptformen, die sich in ihrem Verlauf und ihren Auswirkungen stark unterscheiden (▸ Abb. 2.12):

- Die **dilatative Kardiomyopathie (DCM)** ist die häufigste Form und zeichnet sich durch eine Erweiterung der Herzkammern und eine geschwächte Pumpfunktion aus.
- Die **hypertrophe Kardiomyopathie (HCM)** hingegen ist durch eine Verdickung des Herzmuskels gekennzeichnet, was das Herz steif und schwer dehnbar macht.
- Eine seltenere Variante ist die **restriktive Kardiomyopathie (RCM),** bei der der Herzmuskel verhärtet ist, sodass die Füllung der Herzkammern beeinträchtigt wird.
- Eine Sonderform stellt die **arrhythmogene rechtsventrikuläre Kardiomyopathie (ARVC)** dar, bei der das Gewebe des rechten Herzmuskels durch Fett- und Bindegewebe ersetzt wird und dies zu gefährlichen Herzrhythmusstörungen führen kann.

Unabhängig von der genauen Form sind Kardiomyopathien oft komplex und erfordern eine gezielte Diagnostik sowie eine individuell angepasste Therapie. Regelmäßige Kontrolluntersuchungen und eine frühzeitige Behandlung sind entscheidend, um das Fortschreiten der Erkrankung zu verlangsamen und die Lebensqualität der Patienten zu erhalten.

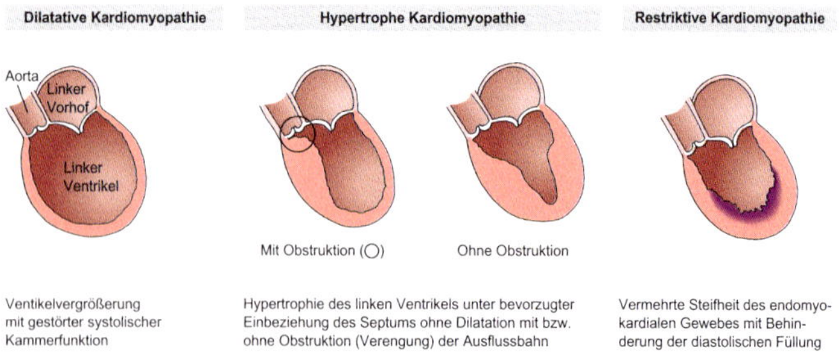

Abb. 2.12 Kennzeichen der dilatativen, der hypertrophen und der restriktiven Kardiomyopathie. [L190]

Allgemeine Ursachen für Kardiomyopathien

- Genetische Mutationen: häufig bei hypertrophen und arrhythmogenen Kardiomyopathien
- Toxische Belastungen: Alkohol, Drogen oder bestimmte Medikamente (z. B. Chemotherapeutika)
- Infektionen: insbesondere virale Myokarditiden
- Autoimmunerkrankungen: bei restriktiven Kardiomyopathien

GOOD TO KNOW

- Bei Kardiomyopathien kann die Pumpleistung des Herzens so stark beeinträchtigt sein, dass eine Herzinsuffizienz entsteht.
- Einige Patientinnen haben lange Zeit keine Symptome, während die Erkrankung fortschreitet. Regelmäßige Kontrollen und Untersuchungen sind wichtig.

Symptome

- Ödeme
- Schnelle Erschöpfung
- Ohnmachtsanfälle *(Synkopen)*

PRAXIS-HACKS

- Tiefe, ruhige Atmung zur Beruhigung des Herzschlags (z. B. Atemtechniken wie Bauchatmung), Herzfrequenz regelmäßig kontrollieren
- Aufgeregte Patienten beruhigen

NO-GOS!

- Drogenkonsum jeglicher Art
- Extreme Hitze oder Kälte
- Wenn eine Patientin sagt, dass sich etwas „anders" oder „nicht richtig" anfühlt, sollte das keinesfalls nicht ernst genommen werden!

3 Diagnostische Untersuchungen

Diagnostische Untersuchungen in der Herz-Thorax-Chirurgie sind von entscheidender Bedeutung, um **Erkrankungen des Herzens,** der **Lunge** und des **Brustkorbs zu identifizieren,** den **Verlauf der Erkrankungen zu überwachen** und die **Behandlungsstrategie festzulegen.** Diese Untersuchungen **liefern wertvolle Informationen über die Struktur und Funktion des Herzens,** der **Herzkranzgefäße,** der **Lunge** und der **großen Blutgefäße.** Damit können **Veränderungen oder Schäden, die das Herz-Kreislauf-System betreffen, frühzeitig erkannt** werden. Sie helfen Chirurginnen und Kardiologen, genaue Diagnosen zu stellen und den optimalen Zeitpunkt und Ansatz für Therapie sowie operative Eingriffe zu bestimmen.

3.1 Koronarangiografie

Eine **Herzkatheteruntersuchung** ist ein **minimal-invasiver Eingriff,** bei dem ein dünner **Schlauch (Katheter) über die Blutgefäße bis zum Herzen** geführt wird, um die **Herzkranzgefäße** und den **Blutfluss** zu **untersuchen.**

Ziel der Untersuchung

- Dient der Diagnose von koronaren Herzkrankheiten, Herzklappenerkrankungen oder Herzfehlern
- Kann auch therapeutisch eingesetzt werden, um beispielsweise verengte Gefäße zu erweitern

Vorbereitung

- Der Patient sollte von der Ärztin über den Ablauf und die Risiken aufgeklärt werden.
- Vor der Untersuchung ist es wichtig, dass die Patientin nüchtern ist.
- Unterlagen nicht vergessen!

REMEMBER!

- Der Patient sollte nach dem Eingriff **ruhiggestellt werden,** um Blutungen an der Einstichstelle zu vermeiden (eine angemessene Zeit im Bett bleiben).
- Bei der Gabe von Kontrastmittel ist es wichtig, **auf eine mögliche allergische Reaktion zu achten.**
- Wird unter Fachkräften auch einfach „Herzkatheter" genannt

3.2 Echokardiografie

Die Echokardiografie ist eine der wichtigsten **bildgebenden Untersuchungen** im Bereich der Kardiologie. Sie ermöglicht eine detaillierte Untersuchung der Herzstruktur und -funktion, insbesondere der Herzklappen und der Pumpfunktion (▶ Abb. 3.1).

Ziel der Untersuchung

- Dient der Beurteilung der Herzklappen, der Pumpfunktion und der Größenverhältnisse des Herzens.
- Es können Flüssigkeitsansammlungen im Perikard und Herzklappenfehler diagnostiziert werden.

Vorbereitung

- Es bedarf keiner speziellen Vorbereitung.

REMEMBER!

- Diese Untersuchung ist schmerzfrei und strahlenfrei und kann sowohl bei Erwachsenen als auch bei Kindern durchgeführt werden.
- Bei stark übergewichtigen Patientinnen oder bei Patienten mit Lungenüberblähung kann die Bildqualität eingeschränkt sein.

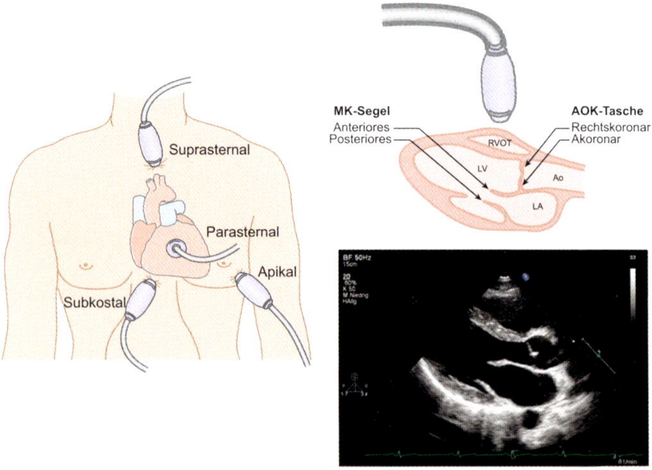

Abb. 3.1 Echokardiografie. Links Schnittebenen und Ansatzpunkte der Schallköpfe. Rechts als Beispiel im Sonografie-Bild der Längsschnitt durch das Herz. Ao: Aorta; AOK: Aortenklappe; LA: linkes Atrium; LV: linker Ventrikel; MK: Mitralklappe; RVOT: rechtsventrikulärer Ausflusstrakt. [L231, T824]

3.3 Blutgasanalyse

Die Blutgasanalyse **(BGA)** ist ein schnell durchführbares Verfahren, das **direkt auf der Station angewendet** werden kann. Mit einer **kleinen Blutprobe,** oft aus einer Arterie (arterielles Blut) oder Kapillare, liefert die BGA innerhalb weniger **Sekunden/Minuten wichtige Informationen über** den Sauerstoff- (O_2) und Kohlendioxidgehalt (CO_2) sowie den pH-Wert des Blutes. Dadurch können lebenswichtige Parameter wie der Säure-Basen-Haushalt und die Lungenfunktion unmittelbar überprüft und schnell therapeutische Maßnahmen eingeleitet werden.

Ziel der Untersuchung

- Schnell und präzise den Sauerstoff- und Kohlendioxidgehalt sowie den pH-Wert des Blutes zu bestimmen

Vorbereitung

- Patientenaufklärung
- Bei arterieller Blutentnahme muss das Einverständnis der Patientin zwingend eingeholt werden.

REMEMBER!

- Eine Blutentnahme kann schmerzhaft sein.
- Schnelle Analyse: Die Blutprobe muss innerhalb weniger Minuten analysiert werden, da die Blutgase sich außerhalb des Körpers schnell verändern können.
- Nach der Entnahme auf Blutungen achten bzw. den Patienten bitten, selbst darauf zu achten

3.4 Elektrokardiogramm (EKG)

Das EKG ist eine grundlegende diagnostische Untersuchung, die zur Beurteilung der elektrischen Aktivität des Herzens dient. Es wird häufig bei Arrhythmien und zur Überwachung des Herzinfarktrisikos eingesetzt (▶ Abb. 3.2).

Ziel der Untersuchung

- Dient der Diagnose von Arrhythmien, Herzinfarkten und anderen Herz-Kreislauf-Erkrankungen

Vorbereitung

- Schmuck und metallische Gegenstände müssen entfernt werden.

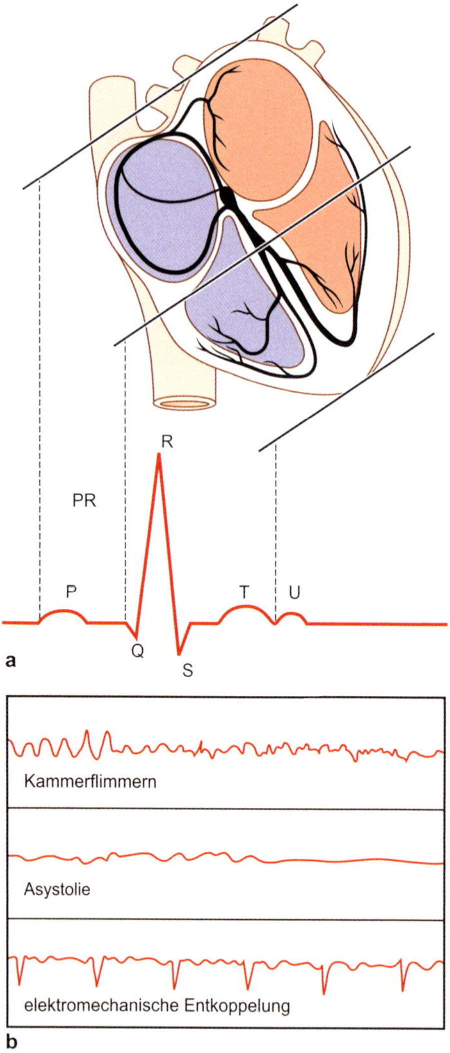

Abb. 3.2 Formen des Herzstillstands im EKG. a) Normales EKG und seine Beziehung zur Herzaktion; b) von oben nach unten: Kammerflimmern, Asystolie, elektromechanische Entkopplung (elektrische Systole ohne mechanische Systole). [L126]

REMEMBER!
- Schmerzfreie und schnelle Untersuchung
- Die Patientin im Vorfeld fragen, ob sie es erlaubt, angefasst zu werden, um die Elektroden anzubringen

3.5 12-Kanal-EKG

Das 12-Kanal-EKG ist **eine fortgeschrittene Methode zur Aufzeichnung der elektrischen Aktivität des Herzens.** Dabei werden **simultan zwölf Ableitungen genutzt,** um unterschiedliche Bereiche des **Herzens aus verschiedenen Blickwinkeln zu untersuchen.** Für das 12-Kanal-EKG **werden zehn wiederverwendbare Saug-Elektroden am Körper** des Patienten angebracht (▶ Abb. 1.8), **um die elektrischen Signale des Herzens präzise** zu erfassen und **eine umfassende Analyse der Herzfunktion zu ermöglichen** (▶ Abb. 3.3).

Ziel der Untersuchung

- Diagnose von Herzrhythmusstörungen und Infarkten
- Überwachung der Herzgesundheit und der Therapieeffekte

Vorbereitung

- Der Patient sollte ruhig liegen.
- Schmuck und metallische Gegenstände müssen davor entfernt werden.

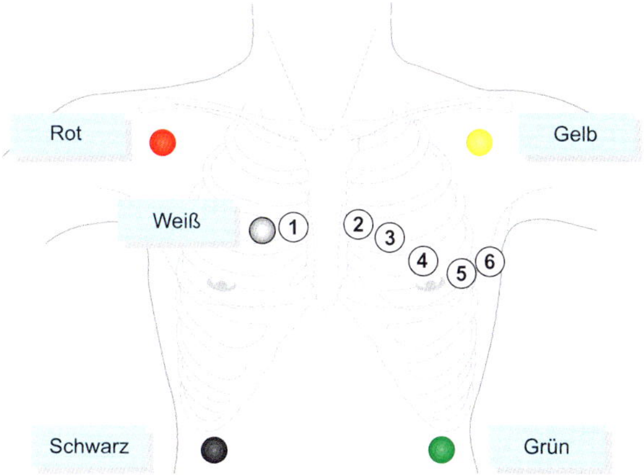

Abb. 3.3 Platzierung der EKG-Elektroden an der Brustwand und den Extremitäten zur Durchführung eines 12-Kanal-EKG bzw. eines 5-Kanal-EKG. [L157]

REMEMBER!

- Erlaubt eine genauere Analyse als ein Standard-EKG
- Besonders wertvoll für die Früherkennung von Infarkten
- Auf die Privatsphäre ist zu achten (Patientin ist oberkörperfrei).

3.6 Phlebografie

Die Phlebografie ist ein **radiologisches Verfahren** zur **Darstellung der Venen,** insbesondere in den Extremitäten. Sie dient der **Diagnostik von Thrombosen und anderen Venenerkrankungen,** um strukturelle Veränderungen oder Stenosen in den venösen Gefäßen zu erkennen.

Ziel der Untersuchung

- Diagnose und Therapie von venösen Insuffizienzen, Krampfadern und Thrombosen.

Vorbereitung

- Allergien gegen Kontrastmittel überprüfen

REMEMBER!

- Kontrastmittel kann ein Wärmegefühl verursachen.
- Nach der Untersuchung sollte der Patient einige Zeit ruhiggestellt werden.

3.7 Szintigrafie

Die Szintigrafie ist ein **nuklearmedizinisches Verfahren, das zur Beurteilung der Herzfunktion und der Myokarddurchblutung eingesetzt wird.** Hierbei werden geringe Mengen einer radioaktiven Substanz, meist ein **Radio-Tracer,** intravenös verabreicht, der sich in den gut durchbluteten **Bereichen des Myokards anreichert.** Die Szintigrafie **ermöglicht die Darstellung von Regionen mit verminderter Perfusion** (Ischämien), **was auf eine Stenose hinweist.** Sie wird insbesondere zur Diagnose und Verlaufskontrolle bei Patienten mit koronarer Herzkrankheit oder nach Herzinfarkten eingesetzt.

Ziel der Untersuchung

- Beurteilung der Herzfunktion und Durchblutung

Vorbereitung

- Die Patientin sollte nüchtern sein.
- Die Radioaktivität ist in der Regel unbedenklich, aber die Strahlungsexposition sollte minimiert werden.

REMEMBER!
Die radioaktive Substanz wird über die Nieren ausgeschieden, daher sollte nach der Untersuchung viel getrunken werden.

3.8 Röntgen Thorax

Ein Röntgenbild des **Brustkorbs** *(Thorax)* **zeigt die Organe im Brustbereich, insbesondere die Lunge und das Herz.**

Ziel der Untersuchung

- Beurteilung von Herz, Lunge und Blutgefäßen

Vorbereitung

- Metallische Gegenstände am Körper im Vorfeld entfernen

REMEMBER!
Röntgenstrahlen sind nur in geringen Dosen schädlich, sollten aber insgesamt vermieden werden, wenn sie nicht dringend erforderlich sind, daher ist während der Aufnahme der Raum zu verlassen.

3.9 Transösophageale Echokardiografie (TEE)

Die **transösophageale Echokardiografie** (TEE) **ist eine spezialisierte Form der Ultraschalluntersuchung des Herzens,** bei der eine Ultraschallsonde über die Speiseröhre *(Ösophagus)* nahe an das Herz herangeführt wird. Diese Methode ermöglicht **hochauflösende Bilder der Herzstrukturen,** insbesondere der Herzklappen und der Vorhöfe (▶ Abb. 3.4), da die Sonde näher an den relevanten Strukturen positioniert ist als bei der konventionellen transthorakalen Echokardiografie.

Ziel der Untersuchung

- Untersuchung der Herzklappen und der Herzvorhöfe

Vorbereitung

- Vor der Untersuchung muss der Patient nüchtern sein.

REMEMBER!
Nach der Untersuchung sollte die Patientin noch eine Weile überwacht werden, insbesondere wenn eine Sedierung verwendet wurde.

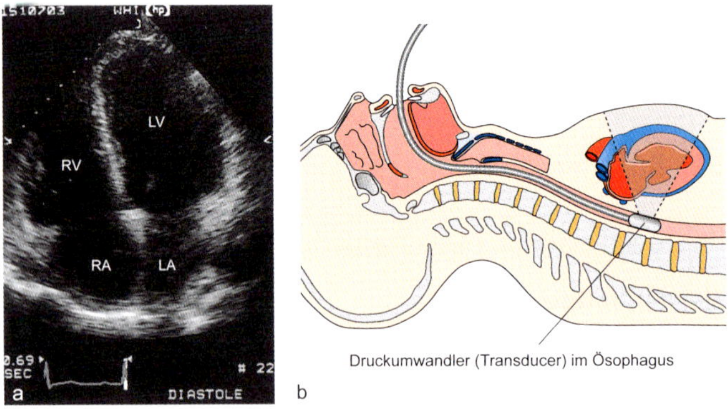

Abb. 3.4 A: Echokardiografie. In dieser Ansicht liegen die Ventrikel über den Vorhöfen. B: transösophageale Echokardiografie (TEE). LA: linker Vorhof; LV: linker Ventrikel; RA: rechter Vorhof; RV: rechter Ventrikel. [a: E355–24; b: L143]

4 Eingriffe am Herzen

Die **Notwendigkeit operativer Eingriffe am Herzen** ergibt sich häufig aus **schwerwiegenden Herzerkrankungen,** die **das Leben des Patienten gefährden oder seine Lebensqualität erheblich einschränken.** Diese Eingriffe sind **oft der letzte Behandlungsansatz,** wenn medikamentöse Therapien, Lebensstiländerungen oder weniger invasive Maßnahmen nicht mehr ausreichen, um die Herzfunktion zu stabilisieren. Operative Eingriffe am Herzen umfassen eine **Vielzahl von chirurgischen Maßnahmen,** die durchgeführt werden, **um Herzkrankheiten zu behandeln oder die Herzfunktion zu verbessern.** Diese Eingriffe **können lebensrettend sein** und sind notwendig, wenn das Herz nicht mehr in der Lage ist, seine Funktionen normal auszuführen.

4.1 Chirurgische Eingriffe am Herzen

4.1.1 Herzklappenersatz

Herzklappenersatz bezeichnet den operativen Austausch einer oder mehrerer Herzklappen, die durch Erkrankungen wie Stenosen, Tumoren oder Insuffizienz geschädigt wurden. Dies kann über einen offenen Herzchirurgie-Eingriff oder minimal-invasiv mittels Kathetertechnik (z. B. TAVI, ▶ Kap. 4.1.2) erfolgen (▶ Abb. 4.1).

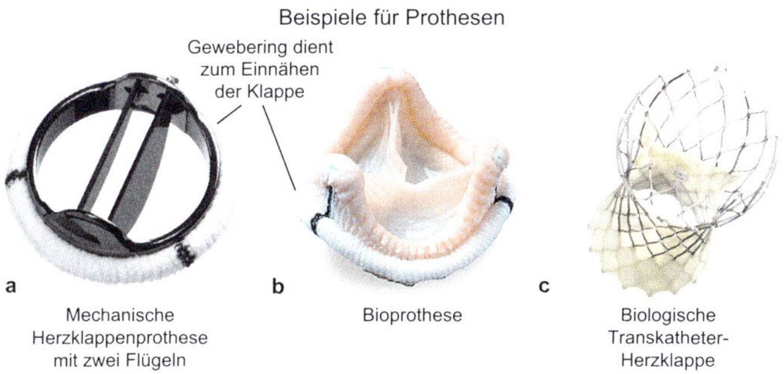

Abb. 4.1 Beispiele für Herzklappenprothesen. a) Mechanische Herzklappenprothese mit zwei Flügeln, deren Ventilmechanismus den Blutfluss nur in eine Richtung erlaubt. b) Bioprothese. Der (helle) Gewebering dient jeweils zum Einnähen der Klappe. c) Biologische Transkatheter-Herzklappe. Eingeführt über einen Katheter, drängt sie beim Entfalten die defekte Klappe an die Gefäßwand. [U142, X217, U244]

Ziel des Eingriffs

- Verbesserung der Herzfunktion
- Verhinderung einer akuten oder chronischen Herzinsuffizienz
- Normalisierung des Blutflusses
- Linderung der Symptome anderer Krankheiten

GOOD TO KNOW

- Eine **mechanische oder biologische Prothese** ersetzt die defekte Klappe.
- Das kann entweder über eine offene Herzchirurgie mit einem Brustkorbschnitt *(Sternotomie)* oder minimal-invasiv über einen kleinen Schnitt an der Brust oder in der Leistengegend erfolgen.

4

REMEMBER!

- Postoperative Infektionen, insbesondere der Herzklappen, können schwerwiegend sein und erfordern **besondere hygienische Maßnahmen und engmaschige Kontrollen.**
- Die **Schmerzwahrnehmung der Patientin sollte regelmäßig abgefragt werden.**

Nachsorge

- Nach einer Herzoperation sind die Patienten **anfällig für Ödeme.**
- Pflegekräfte müssen das **Monitoring des Herzrhythmus sicherstellen.**
- Nach der Operation werden Wunddrainagen gelegt, um Flüssigkeit aus dem Brustbereich abzuleiten. Pflegekräfte **überprüfen die Drainagen regelmäßig** auf Menge, Farbe und Konsistenz des Sekrets, um Anzeichen von Infektionen oder Blutungen rechtzeitig zu erkennen.
- Den Patientinnen **emotionale Unterstützung** anbieten

4.1.2 Transkatheter-Aortenklappenimplantation (TAVI)

Die **Transkatheter-Aortenklappenimplantation (TAVI) ist ein Verfahren zum Herzklappenersatz** (▶ Kap. 4.1.1). Es handelt sich um eine minimal-invasives Methode zum **Ersatz der Aortenklappe** ohne offene Herzchirurgie (▶ Abb. 4.2). Sie eignet sich besonders für Patienten, bei denen keine offene Herzoperation durchgeführt werden kann oder die dies nicht möchten.

Ziel des Eingriffs

- Verbesserung der Lebensqualität
- Normalisierung des Blutflusses

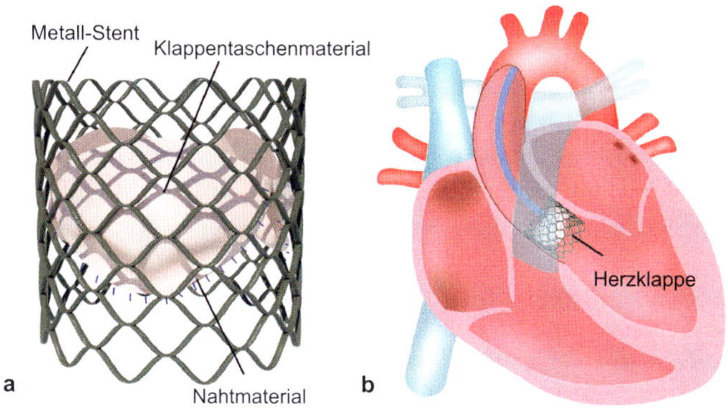

Abb. 4.2 a) Klappentaschenmaterial aus bovinem Perikard (vom Rind) wird auf einen Metall-Stent aufgenäht, um eine Herzklappe herzustellen. b) Herzklappenersatz-Operation. [H577-001]

GOOD TO KNOW

- Die Einführung des Katheters mit der neuen Herzklappe erfolgt meistens über die **Leistenarterie** *(A. femoralis).* Durch die Blutgefäße wird er bis zum Herzen vorgeschoben.
- An Ort und Stelle wird die neue Klappe durch einen speziellen Mechanismus entfaltet.
- Die neue Klappe verdrängt die alte, geschädigte Aortenklappe.

REMEMBER!

- Postoperative Infektionen, insbesondere der Aortenklappe, können schwerwiegend sein und erfordern **besondere hygienische Maßnahmen und engmaschige Kontrollen.**
- Im Vergleich zu einer offenen Herzklappenoperation erholen sich die Patientinnen nach einer TAVI meist schneller.

Nachsorge

- Die Pflegekräfte müssen das **Monitoring des Herzrhythmus sicherstellen.**
- Der Blutdruck des Patienten muss in den ersten Tagen nach der Operation engmaschig überwacht werden, da eine Gefahr der „Ausschwemmung" der neuen Klappe droht.
- Die Einstichstelle muss regelmäßig kontrolliert werden.

4.1.3 Bypass-Operation

Eine **Bypass-Operation** ist ein chirurgischer Eingriff, bei **dem verengte oder blockierte Blutgefäße des Herzens,** die den Blutfluss einschränken, **durch eine Umleitung überbrückt werden** (▶ Abb. 4.3). Diese Operation wird durchgeführt, um den Blutfluss zum Herzen zu verbessern und Symptome wie Brustschmerzen zu lindern oder das Risiko eines Herzinfarkts zu senken.

Ziel des Eingriffs

- Verbesserung der Blutversorgung des Herzens
- Verhinderung von Herzinfarkten

GOOD TO KNOW

- Ein gesundes Blutgefäß von einer anderen Stelle des Körpers, z. B. aus dem Beinen oder der Brust, wird entnommen.
- Dieses Gefäß wird dann an zwei Stellen am Herzen angenäht, um eine „Umgehung" der Verengung/Blockierung vorzunehmen.
- Eine neue Route (Bypass) entsteht, durch die das Blut um die verengte Stelle herumfließen kann.

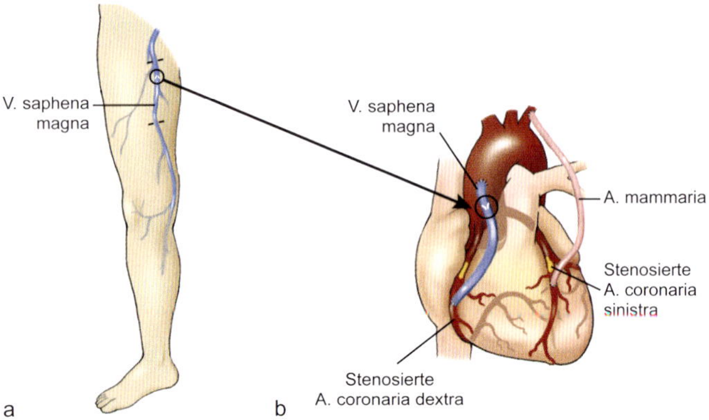

Abb. 4.3 Koronararterien-Bypass (CABG). A: Aus dem rechten Bein wird ein passendes Stück der V. saphena magna entnommen und als Interponat für den stenosierten Abschnitt der A. coronaria dextra eingesetzt. B: Bypass mit der Brustwandarterie (A. mammaria) als Ersatzgefäß bei Stenose der A. coronaria sinistra. [G1408]

REMEMBER!

- Postoperative Infektionen, insbesondere der Herzklappen, können schwerwiegend sein und erfordern **besondere hygienische Maßnahmen und engmaschige Kontrollen.**
- Die **Schmerzwahrnehmung der Patientinnen sollte regelmäßig abgefragt werden.**

Nachsorge

- Nach einer Herzoperation sind die Patienten **anfällig für Ödeme.**
- Pflegekräfte müssen das **Monitoring des Herzrhythmus sicherstellen.**
- Nach der Operation werden Wunddrainagen gelegt, um Flüssigkeit aus dem Brustbereich abzuleiten. Pflegekräfte **überprüfen die Drainagen regelmäßig** auf Menge, Farbe und Konsistenz des Sekrets, um Anzeichen von Infektionen oder Blutungen rechtzeitig zu erkennen.
- Den Patientinnen **emotionale Unterstützung** anbieten

4

4.1.4 Herzschrittmacher

Ein Herzschrittmacher ist ein **kleines elektronisches Gerät, das in die Brustwand eingesetzt wird, um das Herz zu unterstützen,** wenn es **zu langsam** oder **unregelmäßig schlägt.** Er **unterstützt das Reizleitungssystem** (▸ Abb. 4.4). Es sorgt dafür, dass der Herzschlag gleichmäßig und im richtigen Tempo bleibt, indem es **elektrische Impulse abgibt,** wenn das Herz zu langsam oder nicht regelmäßig schlägt. Diese Geräte helfen besonders Menschen mit Arrhythmien, wieder ein normales Leben zu führen.

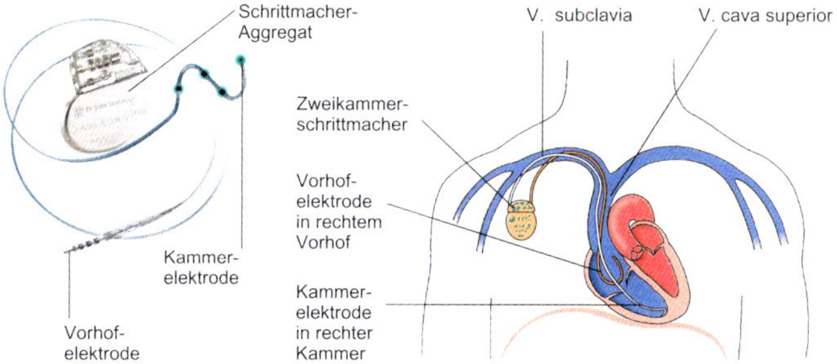

Abb. 4.4 Moderner sensorgesteuerter Zweikammerschrittmacher: Zwei elektrische Leitungen erreichen über die V. subclavia (Schlüsselbeinvene) und die V. cava superior (obere Hohlvene) das rechte Herz. Eine Elektrode wird im rechten Vorhof und die andere in der rechten Kammer verankert. Beide Elektroden können sowohl die Sensor- als auch die Stimulationsfunktion übernehmen. [Foto: U142, L190]

Ziel des Eingriffs

- Regelmäßiger Herzschlag
- Verbesserte Lebensqualität

GOOD TO KNOW

- Ein Herzschrittmacher wird durch eine kleine Operation unter die Haut (meist im Bereich der Brust oder seltener im oberen Bauchraum) eingesetzt.
- Dünne Drähte, sogenannte Elektroden, werden vom Schrittmacher zum Herzen geführt und dort befestigt.

REMEMBER!

- Untersuchungen mit stark magnetischen Geräten, wie z.B. MRT-Geräten, sollten vermieden oder nur mit Rücksprache der Ärztin durchgeführt werden.
- Erst nach der Überprüfung der Funktion des Schrittmachers darf sich der Patient mobilisieren.

Nachsorge

- In den ersten Wochen nach dem Eingriff sollte man den Arm auf der Seite des Schrittmachers nicht über Kopf heben, um die Elektroden nicht zu verschieben.
- In der Regel wird für mehrere Stunden ein **Sandsack auf die Einstichstelle** gelegt.

4.1.5 Defibrillatoren

Ein **implantierbarer Defibrillator (ICD) ist ein kleines Gerät, das in den Körper eingesetzt wird, um gefährliche Herzrhythmusstörungen zu erkennen und ihnen entgegenzuwirken.** Wenn das Herz zu schnell oder unregelmäßig schlägt, kann der Defibrillator einen **Elektroschock abgeben,** um den normalen Herzrhythmus wiederherzustellen und so das Leben der Patientinnen zu retten.

Ziel des Eingriffs

- Erkennung von Arrhythmien durch ständige Überwachung
- Schutz vor plötzlichem Herztod durch automatisierte Schockabgabe

GOOD TO KNOW

Ein implantierbarer Defibrillator funktioniert im Grunde genommen genauso wie ein Herzschrittmacher.

REMEMBER!

- Ein Defibrillator kann im Notfall das Leben des Patienten retten.
- Der Elektroschock des Defibrillators kann schmerzhaft sein.

Nachsorge

- In den ersten Wochen nach dem Eingriff sollte man den Arm auf der Seite des Schrittmachers nicht über Kopf heben, um die Elektroden nicht zu verschieben.
- In der Regel wird für mehrere Stunden ein **Sandsack auf die Einstichstelle** gelegt.

4.1.6 Stents

Ein Stent ist ein kleines, **gitterförmiges Röhrchen aus Metall oder Kunststoff,** das in **verengte** oder **blockierte Blutgefäße eingesetzt** wird, um sie offen zu halten. **Besonders häufig werden Stents in den Herzkranzgefäßen verwendet,** wenn diese durch Ablagerungen verengt sind (▶ Abb. 4.5). Durch den Stent bleibt das Blutgefäß offen, und das Blut kann wieder ungehindert fließen. Das hilft, eine Angina pectoris (▶ Kap. 2.12) zu lindern und das Risiko eines Herzinfarkts (▶ Kap. 2.6) zu verringern.

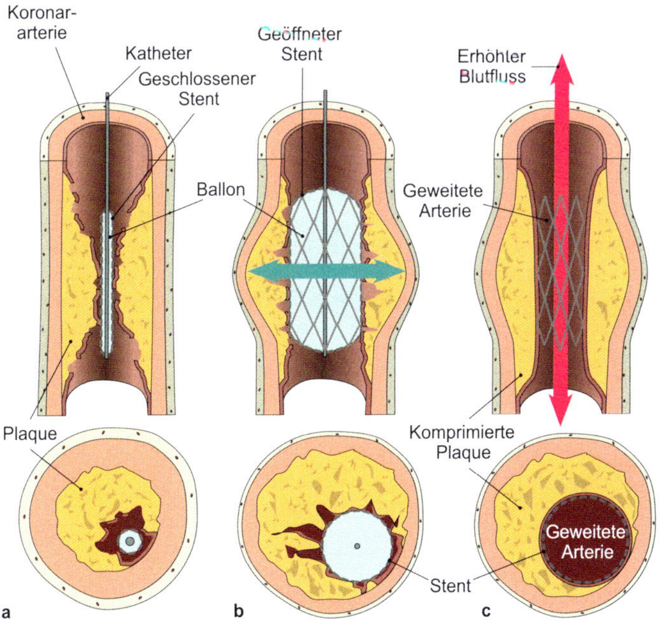

Abb. 4.5 Perkutane Koronarintervention (PCI) bei Koronarstenose. a) Über einen Führungsdraht wird ein Ballonkatheter mit aufgesetztem Koronar-Stent in die Stenose eingeführt. b) Durch Ballonexpansion wird die Stenose dilatiert. c) Der Stent wird in der Gefäßwand platziert und hält das Gefäß offen. [L141]

Ziel des Eingriffs

- Offenhalten der Arterie
- Verbesserung der Sauerstoffversorgung des Herzens

GOOD TO KNOW

- Der Eingriff erfolgt oft während einer Herzkatheteruntersuchung. Dabei wird ein dünner Schlauch (Katheter) über die Leisten- oder Handgelenksarterie zum Herzen geführt.
- Anschließend läuft der Eingriff sehr ähnlich ab wie bei der TAVI, nur dass es ein röhrenförmiges Gitternetz und keine neue Klappe ist, die eingesetzt wird.

REMEMBER!

Der Eingriff ist minimal-invasiv, und die Erholungszeit ist meist relativ kurz.

Nachsorge

- Nach dem Eingriff sollte die Patientin für einige Tage körperliche Anstrengung vermeiden und sich ausruhen.
- Regelmäßige Nachkontrollen und Überprüfung des Blutflusses durch die Stent-Region

4.1.7 Herztransplantation

Eine **Herztransplantation** ist ein **großer chirurgischer Eingriff,** bei dem das **erkrankte Herz eines Patienten durch ein gesundes Spenderherz ersetzt wird** (▶ Abb. 4.6; ▶ Abb. 4.7). Dieser Eingriff ist **oft die letzte Möglichkeit für** Menschen **mit schwerer Herzinsuffizienz,** bei denen andere Behandlungen nicht mehr wirken. Allerdings gibt es eine sehr **lange Wartezeit** auf ein geeignetes Spenderherz, da es **nur sehr wenige Spenderinnen** gibt. In dieser Zeit werden die Patienten intensiv medizinisch betreut und erhalten unterstützende Therapien, um ihr Herz so lange wie möglich zu stabilisieren. Wenn schließlich ein passendes Spenderherz gefunden wird, bietet die Transplantation der Patientin die Chance auf ein längeres und besseres Leben.

Ziel des Eingriffs

- Ersatz eines stark geschädigten Herzens
- Verlängerung des Lebens

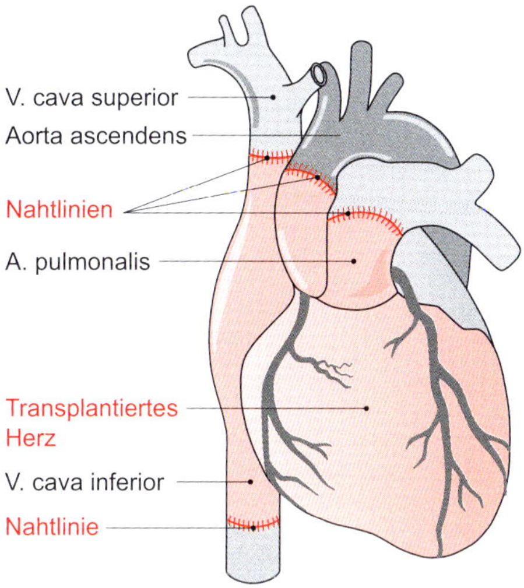

Abb. 4.6 Operationstechnik bei Herztransplantation. [L143]

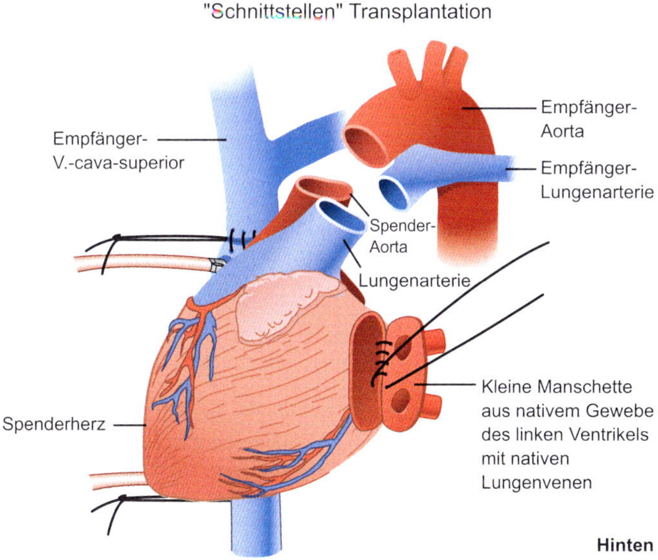

Abb. 4.7 Bei der Herztransplantation werden bis auf die hinteren Wände des Vorhofs alle Teile entfernt. Das Spenderherz wird an seinen Platz genäht. [E1421]

4

GOOD TO KNOW

- Wenn ein geeignetes Spenderherz verfügbar ist, wird der Patient in den Operationssaal gebracht.
- Das erkrankte Herz des Patienten wird chirurgisch entfernt.
- Während des Eingriffs wird der Patient an eine Herz-Lungen-Maschine angeschlossen, die den Blutfluss und die Sauerstoffversorgung des Körpers übernimmt.
- Das gesunde Spenderherz wird an die großen Blutgefäße des Patienten angenäht und beginnt zu schlagen, sobald es durchblutet wird.
- Nach der Transplantation bleibt der Patient auf der Intensivstation, um seine Erholung und die Funktion des neuen Herzens genau zu überwachen.

REMEMBER!

- Es kann oft Monate bis Jahre dauern, bis ein passendes Spenderherz verfügbar ist.
- Häufig bekommen solche Patientinnen zur „Überbrückung" ein Herzunterstützungssystem implantiert.

Nachsorge

- Der Patient wird lebenslang immunsuppressive Medikamente einnehmen, die das Immunsystem unterdrücken und eine Abstoßung des neuen Herzens verhindern.
- Da das Immunsystem dadurch geschwächt ist, müssen Patientinnen besonders auf Hygiene und den Schutz vor Infektionen achten.

4.2 Vorbereitung der Pflege

- **Umfassende Patientenaufklärung:** Der Patient wird über den Ablauf der Operation, mögliche Risiken und die Nachsorge informiert. Dies schafft Vertrauen und reduziert Ängste.
- **Notwendige Untersuchungen:** Bluttests und EKGs werden durchgeführt und Röntgenbilder angefertigt, um den Gesundheitszustand der Patientin zu überprüfen und mögliche Komplikationen zu erkennen.
- **Medikamenten-Management:** Der Patient wird darüber informiert, welche Medikamente er vor der Operation absetzen bzw. welche er weiterhin einnehmen muss. Blutverdünner müssen oft rechtzeitig gestoppt werden, um das Risiko von Blutungen zu reduzieren.
- **Körperliche Vorbereitung:** Dazu gehören natürlich Körperpflege und eventuell die Rasur des Operationsgebiets, um das Infektionsrisiko zu verringern (das übernehmen häufig die Pflegekräfte).

- **Nüchternheit:** Die Patientin wird angewiesen, ab Mitternacht vor der Operation nichts mehr zu essen oder zu trinken, um Komplikationen bei der Narkose zu vermeiden.
- **Psychische Unterstützung:** Pflegekräfte begleiten den Patienten, helfen ihm, Ängste abzubauen, und vermitteln Sicherheit.

Ziel

Sicherstellung einer optimalen Vorbereitung: Das Ziel der pflegerischen Vorbereitung ist es, den Patientinnen sowohl körperlich als auch emotional bestmöglich auf den Eingriff vorzubereiten. Dadurch sollen Komplikationen vermieden und soll der Heilungsprozess unterstützt werden.

REMEMBER!

- Eine gute präoperative Pflege minimiert das Risiko von Komplikationen während und nach der Operation.
- Psychische Betreuung ist äußerst wichtig.

5 Spezielle Pflege und Management

Herz-Kreislauf-Erkrankungen gehören zu den **häufigsten Krankheiten im allgemeinen Pflegealltag.** Egal, ob jemand einen Herzschrittmacher hat, einen Herzinfarkt erlitten hat oder an Herzinsuffizienz leidet – dieser Patient braucht eine besondere Betreuung, damit er sich wieder wohl fühlen bzw. besser fühlen kann.
Als Pflegeschülerin und -schüler muss man nur über die Hintergründe Bescheid wissen und sollte keinesfalls glauben, den Helden spielen zu müssen.
Man ist schließlich (noch) keine Fachkraft, also **sollten die kritischen Maßnahmen den Profis überlassen werden.** Als Pflegeschülerin sollte man lediglich unterstützen, wo immer man kann!
Die folgenden Konstellationen sind bei Herzpatienten häufig anzutreffen und daher sollte man entsprechende Grundkenntnisse haben.

5.1 Management des kardiogenen Schocks

Der kardiogene Schock ist ein **lebensbedrohlicher Zustand,** der durch das **Versagen des Herzens verursacht wird,** weil es nicht in der Lage ist, ausreichend Blut in den Körperkreislauf zu pumpen (Pumpversagen). Er führt zu einer starken Verminderung der Sauerstoffversorgung der Organe und Gewebe, was zu einem **multiplen Organversagen führen kann.**

REMEMBER!

- Es ist **eine Form des Schocks** und ist daher auch mit Schocksymptomen verbunden.
- Der kardiogene Schock wird meistens durch einen Herzinfarkt ausgelöst.
- **Er erfordert ein sofortiges Eingreifen!**
- Die Patientinnen sind oft sehr ängstlich und müssen eventuell beruhigt werden.

PRAXIS-HACKS

- **Schrei nach Hilfe** (Arzt/Pflegekraft informieren)
- **Nicht im Weg herumstehen,** sondern nachfragen, ob und wie man helfen kann
- Stabilisierung des Kreislaufs durch Flüssigkeitsgabe (Aufgabe der Pflegekräfte und der Ärztinnen)

GOOD TO KNOW

Die Mortalität ist sehr hoch, wenn nicht schnell Maßnahmen ergriffen werden.

5.2 Pflege von Patienten mit implantierbaren Geräten

In der Praxis wird man als Pflegeschüler immer wieder Patientinnen mit betreuen, die ein implantiertes Gerät wie einen Herzschrittmacher oder einen implantierbaren Defibrillator (ICD) haben. Diese Geräte sind keine Seltenheit, besonders auf kardiologischen Stationen oder bei älteren Menschen nicht.

REMEMBER!

- Nach der Implantation eines Herzschrittmachers ist die regelmäßige Kontrolle der Funktion des Geräts wichtig.
- Der Bereich um den Schrittmacher muss sauber und trocken gehalten werden, um Infektionen zu vermeiden.

PRAXIS-HACKS

- Der Patient sollte seine Armbewegungen auf der Seite des Implantats in den ersten Wochen einschränken, um eine Dislokation zu verhindern.
- Sollte die implantierte Stelle anschwellen oder sich die Silhouette des Geräts unter der Haut abzeichnen, muss eine Ärztin hinzugezogen werden.

GOOD TO KNOW

Patienten haben oft Angst vor ihrem implantierten Gerät. Man sollte ihnen in einfachen Worten erklären, wie das Gerät funktioniert und wie sie sich im Alltag am besten verhalten sollen.

5.3 Pflegerische Unterstützung bei der Mobilisation von Herzpatienten

Herzpatientinnen sind fast auf jeder Station zu finden – egal ob in der Langzeitpflege, der Akutpflege oder der Rehabilitation. Eine der größten Herausforderungen für diese Patienten ist die Mobilisation. Oft sind sie aufgrund ihrer Herzerkrankung geschwächt und haben Schwierigkeiten, sich zu bewegen. Hier kommen die Pflegekräfte ins Spiel, denn die richtige Mobilisation ist entscheidend für ihre Genesung.

REMEMBER!

Atemtherapie und Frühmobilisation sind extrem wichtig.

5.3.1 Frühmobilisation

In der Pflege ist die **Frühmobilisation** allgegenwärtig, besonders bei Patientinnen **nach Operationen oder mit schweren Erkrankungen wie Herzproblemen.** Diese Maßnahme ist ein zentraler Bestandteil der Pflege, da sie hilft, den Körper wieder „in Gang" zu bringen und Komplikationen vorzubeugen.

Frühmobilisation ist der gezielte, schrittweise Prozess, bei dem Patienten nach einer Operation oder Erkrankung frühzeitig wieder in Bewegung kommen. Dabei geht es aber nicht darum, die Patientin sofort aus dem Bett zu holen und einen Spaziergang zu machen.

REMEMBER!

- Mobilisation fördert den Kreislauf, stärkt die Muskulatur und beugt Komplikationen wie Thrombosen oder Pneumonien vor.
- Die Mobilisation sollte sanft gestartet werden (Liegen, Sitzen, Stehen, Gehen).

PRAXIS-HACKS

- **Genaue Beobachtung des Patienten:** Bei Anzeichen von Atemnot, Brustschmerzen oder Schwindel muss sofort eine Fachkraft informiert und die Mobilisation abgebrochen werden.
- Zunächst beginnt man mit kleinen Bewegungen im Bett, bis die Patientin nach und nach in der Lage ist, zu sitzen, aufzustehen und schließlich zu gehen.

GOOD TO KNOW

Pflegeschüler haben die Aufgabe, hierbei sanft zu unterstützen. Bei Unsicherheiten sollte immer die Fachkraft dazugeholt werden.

5.3.2 Atemtherapie

Die Atemtherapie ist sehr wichtig bei Patientinnen, die aufgrund von **Erkrankungen des Herz-Kreislauf-Systems, nach Operationen** oder aufgrund von **Bettlägerigkeit Probleme mit der Atmung haben.** Sie spielt eine zentrale Rolle, um die **Lungenfunktion zu verbessern, Komplikationen vorzubeugen und** die **Sauerstoffversorgung im Körper zu optimieren.**

Die Atemtherapie umfasst eine Reihe von Maßnahmen, die darauf abzielen, die Lungenbelüftung zu verbessern, die Atemmuskulatur zu stärken und Sekrete aus den Atemwegen zu mobilisieren.

REMEMBER!

- Übungen können für die Patienten anstrengend sein, sind aber von großer Bedeutung für ihre Genesung.
- Die Atemtherapie erfordert Geduld und die Patientinnen müssen motiviert werden.

PRAXIS-HACKS

Ein Atemtrainer ist ein kleines Gerät, das Patienten dabei unterstützt, tiefer zu atmen. Die Patientin muss gegen einen Widerstand Luft einatmen, was die Atemmuskulatur stärkt und die Lungenbelüftung verbessert.

GOOD TO KNOW

Als Pflegeschüler sollte man dabei aufmerksam und unterstützend sein und an Folgendes denken: Jeder tiefe Atemzug ist ein Schritt in Richtung Genesung!

6 Insider-Tipps für HTC-Stationen

Die Herz-Thorax-Chirurgie-(HTC-)Station ist eine echte Herausforderung – hier geht alles schnell, Patienten kommen und gehen oft innerhalb weniger Tage. Als Pflegeschülerin/-schüler muss man **flexibel, gut organisiert** und **immer auf dem neuesten Stand** sein.
Aber keine Sorge: Mit den richtigen Tipps und Tricks kann man das meistern!
Die HTC-Station ist ein aufregender und herausfordernder Bereich, der einem viel für die weitere Karriere in der Pflege mitgeben kann.
Mit diesen Insider-Tipps kann man sich gut vorbereiten und sein Wissen direkt in die Praxis umsetzen.

6.1 Die Aufgaben als Schülerin/Schüler

Aufgaben für Schülerinnen und Schüler gibt es auf der HTC-Station jede Menge – das bleibt einem nicht erspart. Aber das ist eben der Job! Die große Bandbreite und Menge an Krankheiten, Untersuchungen und Komplikationen halten einen ordentlich auf Trab, so dass es garantiert nicht langweilig wird.
Also, worauf kann man sich einstellen? Hier ist ein Einblick in das, was einen erwarten könnte.
Typische Tätigkeiten:
- **Patientenaufnahme:** Dokumentation, Aufnahmegespräch führen, erste Pflegeplanung
- **Vitalzeichenkontrolle:** regelmäßige Überwachung von Puls, Blutdruck, Temperatur und Wohlbefinden
- **Betreuung und Unterstützung:** Hilfe bei der Grundpflege, Unterstützung bei der Mobilisation
- **Den Patientinnen sagen, sie sollen ihr Brustkissen nutzen** (trust me)
- **Medikamentengabe unter Aufsicht:** lernen, wie man Medikamente vorbereitet und verabreicht
- **Dokumentation:** korrekte Eintragung von Pflege- und Vitaldaten
- **Übergabe an eine Pflegefachperson durchführen unter Aufsicht**

REMEMBER!
- Es ist gut, proaktiv zu sein und sich für Aufgaben zu melden! Auf einer HTC-Station zählt jede helfende Hand, und Eigeninitiative wird gerne gesehen.

- **Fragen kostet nichts!**
  Wenn man bei Operationen zuschauen will, einfach fragen.
- **Man ist aber nicht der „Depp vom Dienst" und darf auch mal Nein sagen!**

6.2 Herausforderungen

Auf einer HTC-Station gibt es einiges an Action und Herausforderungen. Hier geht es oft rund, denn man hat viele Patienten gleichzeitig zu betreuen. Das bedeutet, dass man gut organisiert sein und immer den Überblick behalten muss. Multitasking ist die Devise.
Der „Ausfall" von Fachkräften, weil sie eine Patientin reanimieren oder auf die Intensivstation verlegen müssen, ist keine Seltenheit.

Typische Herausforderungen:

- **Hohe Patientenzahl:** Es sind häufig viele Patientinnen gleichzeitig zu betreuen. Multitasking und ein gutes Zeitmanagement sind hier ein Muss!
- **Unterschiedliche Krankheitsbilder:** Von Herzinsuffizienz über postoperative Pflege bis hin zur Wundversorgung – man muss schnell zwischen den unterschiedlichen Anforderungen wechseln.
- **Kommunikation im Team:** Auf einer HTC-Station ist eine klare und schnelle Kommunikation im Team entscheidend.

6

REMEMBER!

- Es ist gut, die Krankheiten und Symptome zu lernen, um es im Klinikalltag leichter zu haben.
- Jede Herausforderung ist gleichzeitig auch eine Lernchance!
- Wenn man nach dem Tod eines Patienten oder einer Reanimation Zeit braucht, sollte man sie sich nehmen!

6.3 Dos & Don'ts

Dos:

- **Strukturiert sein:** Aufgaben sorgfältig planen und immer wieder überprüfen, ob alles erledigt ist (Es könnte um Leben und Tod gehen).
- **Teamwork ist das A und O:** Bei Unsicherheit nach Hilfe fragen und Kollegen unterstützen, wo und wann immer man kann.
- **Ruhig und fokussiert bleiben:** In hektischen Momenten hilft es, kurz durchzuatmen und die nächste Handlung bewusst anzugehen.
- **Offene Kommunikation:** Auffälligkeiten sofort dem Team melden, um schnell reagieren zu können

Don'ts:

- **Eigenmächtig handeln:** Niemals eigenständig und ohne Rücksprache mit den Pflegefachpersonen medizinische Entscheidungen treffen
- **Den Überblick verlieren:** Bei vielen Patientinnen kann es schnell passieren, dass man den Überblick verliert. Es ist ratsam, sich an Prioritätenlisten zu halten.
- **Hektik ausstrahlen:** Auch wenn es stressig ist, sollte man versuchen, Ruhe auszustrahlen. Das beruhigt sowohl Patienten als auch das Team.
- **Fehler verschweigen:** Fehler passieren – man sollte offen darüber sprechen, damit daraus gelernt werden kann und niemand zu Schaden kommt.

6.4 Patientenzettel

Für eine Pflegefachperson ist es essenziell, den Überblick über die Patientinnen und Patienten zu behalten. Genau dafür gibt es den Patientenzettel (▶ Abb. 6.1) – eine praktische Vorlage, auf der man alle wichtigen Informationen festhalten kann, die man für die Betreuung auf einer HTC-Station benötigt.

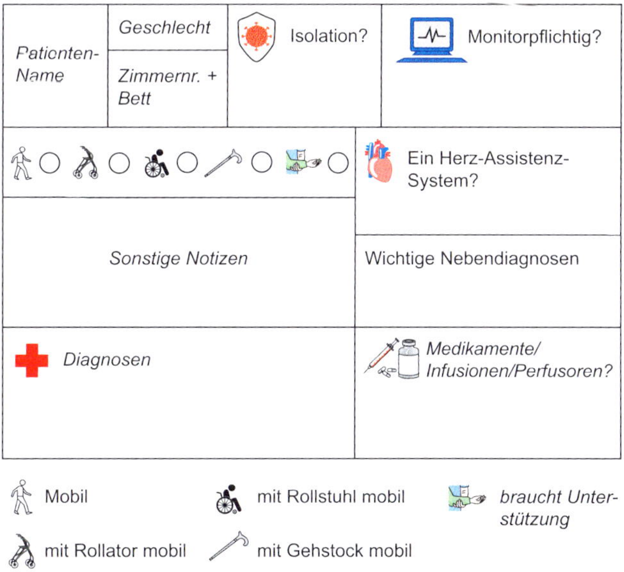

Abb. 6.1 Patientenzettel. Vorderseite und Rückseite mit Datum und Untersuchung. Zur Nutzung des Patientenzettels: Das kleine Mittelfeld mit den Ankreuzmöglichkeiten dient der Einschätzung, inwieweit jemand Unterstützung benötigt. Dies soll eine strukturierte Einordnung ermöglichen und die jeweiligen Bedarfe klar ersichtlich machen. [L143]

Untersuchung	Datum	Untersuchung	Datum
Untersuchung	Datum	Untersuchung	Datum
Untersuchung	Datum	Untersuchung	Datum
Untersuchung	Datum	Untersuchung	Datum

Abb. 6.1 *Forts.*

Dieser Zettel ermöglicht es, schnell und unkompliziert auf relevante Daten zuzugreifen – sei es im hektischen Alltag oder bei der Übergabe an Kolleginnen und Kollegen.

PRAXIS-HACKS

- Von den Kolleginnen und Kollegen lernen: Es lohnt sich nachzufragen, welche Informationen sie aufschreiben. So bekommt man Inspiration für den eigenen Zettel.
- Keep it simple: Es ist gut, die Struktur übersichtlich zu halten und Abkürzungen zu benutzen, die man im Alltag schnell versteht.
- Den Zettel dem eigenen Stil anpassen: Jeder hat andere Bedürfnisse – mit der Zeit findet man heraus, was dabei hilft, den Überblick zu behalten.

GLOSSAR

Adipositas Fettleibigkeit
Alveolen Lungenbläschen
Aneurysma Gefäßausbuchtung
Aneurysma der Aorta abdominalis Bauchaortenaneurysma
Aneurysma der Aorta thoracica thorakales Aortenaneurysma
Aneurysma spurium falsches Aneurysma
Aneurysma verum echtes Aneurysma
Aorta Hauptschlagader
Aortendissektion Typ A Einblutung beginnt bereits im aufsteigenden Anteil der Aorta (Aorta ascendens)
Aortendissektion Typ B Dissektion, die hinter dem Abgang der linken Schlüsselbeinarterie (A. subclavia sinistra) beginnt
Apex cordis Herzspitze
Apoplex Schlaganfall
Arrhythmie Herzrhythmusstörung
Arteria/Arteriae Arterien(n)
Arteria carotis communis Halsschlagader
Arteria coronaria dextra rechte Koronararterie
Arteria coronaria sinistra linke Koronararterie
Arteria dorsalis pedis Fußrückenarterie
Arteria femoralis Oberschenkelarterie
Arteria pulmonalis Lungenarterie
Arteria radialis Speichenarterie
Arteriosklerose Arterienverkalkung
Atrium/Atria Vorhof/Vorhöfe
Atrium dextrum rechter Vorhof
Atrium sinistrum linker Vorhof
Bradykardie verlangsamter Herzschlag
Capillariae Kapillaren
Cavitas pleuralis Pleuraspalt
Circulus pulmonalis Lungenkreislauf
Circulus systemicus Körperkreislauf
Claudicatio intermittens Schaufensterkrankheit/Beinschmerzen beim Gehen bei einer pAVK
Cor Herz
Crus sinistrum/dextrum linker/rechter Tawara-Schenkel
Dissektion Aufspaltung der Wandschichten der Aorta
Dyspnoe Atemnot/Kurzatmigkeit
Embolie Gefäßverschluss
Endokard Herzinnenhaut

Endokarditis Entzündung der Herzinnenhaut
Epikard äußere Schicht des Herzens
Epikarditis Entzündung des Epikards
Erythrozyten rote Blutkörperchen
Fasciculus atrioventricularis His-Bündel
Fibrillatio atriorum Vorhofflimmern
Frequens cordis Herzfrequenz
Herzinsuffizienz unzureichende Funktion des Herzens
Hydropericardium feuchter Perikarderguss
Hydrothorax Flüssigkeitsansammlung im Brustkorb
Inflammatio Entzündung
Insufficientia cordis Herzinsuffizienz
intrakardial innerhalb des Herzens
Ischämie Durchblutungsstörung
Leukozyten weiße Blutkörperchen
Myokard Herzmuskelschicht
Myokardinfarkt Herzinfarkt
Myokarditis Entzündung des Herzmuskelgewebes
Nekrose pathologisches Absterben von Zellen
Nodus atrioventricularis AV-Knoten
Nodus sinuatrialis Sinusknoten
Ödem Schwellung von Körpergewebe aufgrund einer Einlagerung von Flüssigkeit aus dem Gefäßsystem
Ösophagus Speiseröhre
Pericarditis sicca trockene Perikarditis
Perikard Herzbeutel
Perikarderguss Flüssigkeitsansammlung im Herzbeutel
Plaque Ablagerung in der Arterienwand
Pleura parietalis Brustfell
Pleura visceralis Lungenfell
Pneumonie Lungenentzündung
Pulsus Puls/Herzschlag
Rami subendocardiales Purkinje-Fasern
Ramus/Rami Gefäßast/-äste
Ramus circumflexus (RCX) Ast der Arteria coronaria sinistra
Ramus interventricularius anterior (RIVA) einer der beiden Hauptäste der A. coronaria sinistra
Regurgitation Blutfluss, der im Herz bzw. in herznahen Gefäßen in entgegengesetzter Richtung zur üblichen Fließrichtung erfolgt
Ruptur Gefäßriss
Sanguis Blut
Septum Herzscheidewand
Septum atriorum Vorhofscheidewand
Septum interventriculare Kammerscheidewand
Sinus coronarius Koronarvenensinus
Sklerose Verhärtung

Stenose Verengung
Synkope Ohnmachtsanfall
Tachykardie Herzrasen
Tachypnoe erhöhte Atemfrequenz
Thorax Brustkorb
Thrombozyten Blutplättchen
Thrombus Blutgerinnsel
Tumor gutartige oder bösartige Neubildung von Körpergewebe, die durch eine Fehlregulation des Zellwachstums entsteht
Tunica adventitia/externa äußerste Schicht der Blutgefäße
Tunica intima innerste Schicht der Blutgefäße
Tunica media mittlere Schicht der Blutgefäße
Valva aortae Aortenklappe
Valva mitralis Mitralklappe
Valva pulmonalis Pulmonalklappe
Valva tricuspidalis Trikuspidalklappe
Valvae cordis Herzklappen
Valvulae venosae Venenklappen
Vasa sanguinea Blutgefäße
Vaskulitis Entzündung der Gefäßwand
Vena/Venae Vene(n)
Vena cava inferior untere Hohlvene
Vena cava superior obere Hohlvene
Vena cardiaca magna große Herzvene
Vena cardiaca media mittlere Herzvene
Vena cardiaca parva kleine Herzvene
Venae cordis Koronarvenen
Venae pulmonales Lungenvenen
Ventriculus/Ventriculi Herzkammer(n)
Ventriculus dexter rechte Herzkammer
Ventriculus sinister linke Herzkammer

Register